AF317730

MÉMOIRES

ET

OBSERVATIONS CLINIQUES

DE

MÉDECINE ET DE CHIRURGIE.

MÉMOIRES

ET

OBSERVATIONS CLINIQUES

DE

MÉDECINE ET DE CHIRURGIE,

PAR L. MORAND,

DOCTEUR EN MÉDECINE DE LA FACULTÉ DE PARIS, PRÉSIDENT DE LA SOCIÉTÉ MÉDICALE D'INDRE ET LOIRE, MÉDECIN-ADJOINT DE L'HÔPITAL GÉNÉRAL DE TOURS, PROFESSEUR SUPPLÉANT A L'ÉCOLE PRÉPARATOIRE DE MÉDECINE ET DE PHARMACIE DE LA MÊME VILLE, *Médecin et l'un des fondateurs de la Colonie Agricole de Mettray, etc.*

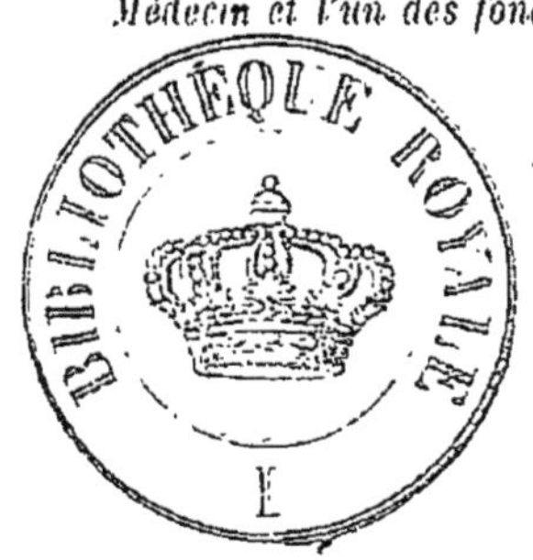
BIBLIOTHÈQUE ROYALE

TOURS,

R. PORNIN ET C.ie, IMPRIMEURS-LIBRAIRES.

1844.

A Monsieur

DE METZ,

CONSEILLER HONORAIRE A LA COUR ROYALE DE PARIS,

A Monsieur le Vicomte

BRÉTIGNÈRES DE COURTEILLE,

MEMBRE DU CONSEIL-GÉNÉRAL D'INDRE ET LOIRE,

DIRECTEURS ET BIENFAITEURS DE LA COLONIE AGRICOLE
DE METTRAY.

INTRODUCTION.

Les observations que j'ai rassemblées ici, ont été prises parmi toutes celles que j'ai recueillies dans le cours de ma pratique. En leur donnant la préférence, j'ai consulté leur actualité, et quelquefois leur importance ou leur nouveauté.

Il ne m'a pas été possible de leur donner un ordre didactique, car le plus souvent elles n'ont entre elles aucune connexion. Ce sont des matériaux épars, qui m'ont paru de nature à fixer l'attention des praticiens. Puissent-ils leur être de quelque utilité et mériter d'être réunis à ceux qui constituent le vaste édifice de la science!

Quoiqu'il en soit, je n'aurai pas à regretter le temps employé à réunir ces observations et à les rédiger. Pour quiconque aime à soulager ses semblables, la médecine est pleine d'attraits; où trouver un sujet plus digne d'intérêt?

La société ne témoigne-t-elle pas chaque jour des services que les médecins lui rendent par l'empressement qu'elle met à réclamer leurs secours ?

Est-il, en effet, quelque chose de plus précieux que la santé ? Sa conservation doit nous être d'autant plus chère, que nous avons sans cesse devant les yeux la maladie et la mort. Personne ne peut résister au sentiment d'appréhension qu'elles inspirent ; il domine tous les autres.

Et, cependant, quand on réfléchit aux tribulations de ce monde, l'on ne peut s'empêcher de reconnaître que la vie n'est qu'un ensemble de chagrins et de souffrances, adoucis par quelques plaisirs éphémères. Étrange contradiction, que peut à peine expliquer l'impérieux besoin qui nous fait apprécier la santé comme le premier des biens !

Mais ce bien, sans lequel il n'y a pas de bonheur, qui donc est appelé à le conserver ? n'est-ce pas celui qui a étudié les maladies dont nous sommes affligés, qui a interrogé les règnes de la nature pour y trouver les moyens

de les prévenir ou d'en obtenir la guérison,
celui, en un mot, qui, pour arriver à de tels
résultats, passe ses jours dans la méditation et
le pénible exercice de la médecine ?

Si l'on voulait trouver des compensations
pour les sacrifices qu'impose notre profession,
on ne pourrait les chercher que dans l'amour
de l'art et dans les nombreuses guérisons dues
à sa bienfaisante intervention.

Quel médecin n'a pas senti son cœur
s'épanouir à l'arrivée d'un mieux d'autant plus
désiré, que le malade à qui il prodiguait ses
soins était déjà dans les étreintes de la mort ! et,
quel est celui qui n'a pas éprouvé une douce
émotion, lorsqu'une famille, naguère éplorée,
lui exprimait sa joie et sa reconnaissance !

Peut-on, d'après cela, rester indifférent au
progrès de la médecine et ne pas redoubler
d'ardeur pour accroître le nombre des agents
thérapeutiques et des moyens chirurgicaux, qui
font aujourd'hui de l'art de guérir une science
de faits, une science qu'il n'est plus permis
d'appeler conjecturale ?

Les découvertes faites jusqu'à présent, nous

en promettent de non moins importantes. En chirurgie, un procédé ingénieux est, à chaque instant, remplacé par un plus ingénieux, et malgré les trésors que l'on trouve dans la matière médicale, il y a encore beaucoup à faire; car, il n'est pas possible d'en douter, pour chaque maladie, le créateur a voulu qu'il y eut un remède.

Déjà, n'avons-nous pas la vaccine? Le fer contre la chlorose? Le quinquina contre les fièvres intermittentes pernicieuses? Et contre la douleur, n'avons-nous pas l'opium, tant exalté par l'illustre Sydenham? enfin, beaucoup d'autres remèdes héroïques, qui sont le triomphe de la médecine?

Puisque ces remèdes ont une action spéciale et si efficace, pourquoi n'en existerait-il pas contre d'autres affections réputées incurables?

Ainsi, la goutte, qui fait le désespoir des gens riches, le cancer, la phthisie, les scrofules et tant d'autres maladies, offrent encore d'amples moissons, au médecin observateur, au médecin qu'anime un zèle ardent pour dévoiler les secrets de la nature.

En résumé, la médecine, quels que soient ses labeurs, quand on s'y livre avec goût, a un charme indicible,qui attache de plus en plus. Si elle exige plus que du dévouement de la part de ceux qui sont initiés à ses mystères, elle donne en revanche, quand elle est convenablement exercée, un contentement qu'il est difficile de rencontrer ailleurs. Mais, pour jouir de ses bienfaits et pour les répandre, il faut cultiver les richesses thérapeutiques dont elle est dotée, et sans se jeter dans l'absurde, sans rien dédaigner, il faut tout soumettre au creuset de l'expérimentation.

Cette tâche est dévolue à tous les hommes de l'art. Chacun peut puiser dans la science, chacun, aussi, doit tâcher d'en reculer les limites. Combien de médecins l'auraient enrichie de faits intéressants, s'ils eussent fait connaître les résultats de leur expérience ! Cependant, lorsque des observations peuvent tourner au profit de l'humanité, on a tort de ne pas les publier. La narration du fait n'a besoin que d'être exacte, l'utilité de la chose est un gage de l'indulgence du lecteur.

NOTES A LIRE.

Les premières feuilles de ce travail étaient déjà sous presse, lorsque M. le professeur Velpeau a fait son rapport (6 juin 1844), sur le Mémoire relatif à l'ophthalmie scrofuleuse que j'avais adressé à l'Académie royale de médecine de Paris. La pagination, déja établie, ne m'a pas permis de placer ce rapport immédiatement après le Mémoire, il m'a fallu le renvoyer à la fin de cet ouvrage.

———

Quand l'article de M. le professeur A. Berard, intitulé : *De l'opération de la cataracte, faite sur un séul œil, sans attendre que la cataracte soit formée dans l'œil opposé*, a paru dans le *Journal des Connaissances Médico-Chirurgicales* (1er juillet 1844), des réflexions sur le même sujet, inscrites aux pages 25 et 26 de ce travail, étaient déjà imprimées à cette époque. Il ne m'a donc pas été possible de les retrancher. Si je dois regretter d'avoir été devancé dans la publication de cette opinion, il me reste cependant une satisfaction bien grande, celle de me trouver sur ce point dans une conformité d'idées parfaite, avec un professeur d'un mérite aussi éminent.

OPHTHALMIE SCROFULEUSE OU LYMPHATIQUE.

COINCIDENCE *de l'inflammation de la Pituitaire et de l'inflammation de la Conjonctive dans l'Ophthalmie scrofuleuse ou lymphatique* *.

NÉCESSITÉ *du traitement de la première de ces inflammations pour arriver à la guérison de la seconde.*

Je vais raconter ce que j'ai observé en 1841, à l'infirmerie de la Colonie agricole de Mettray, sur un certain nombre de jeunes colons affectés d'ophthalmie scrofuleuse.

Dans le cours du traitement de cette maladie, j'ai fait une remarque qui m'a semblé d'une grande importance.

* Je dis lymphatique, parce qu'elle affecte aussi bien les sujets d'une constitution purement lymphatique que ceux qui sont véritablement scrofuleux, ou, suivant l'opinion du professeur Velpeau, lymphatique au suprême degré *. C'est, du reste, particulièrement dans l'enfance où la lymphe prédomine, que cette ophthalmie exerce ses ravages.

Je veux parler de la coïncidence qui me paraît exister entre l'ophthalmie scrofuleuse et l'engorgement catarrhal désigné par Weller, Demours et autres oculistes, sous le nom de *coryza*, coïncidence dont ils n'ont pas assez tenu compte.

L'ophthalmie scrofuleuse, l'une des maladies les plus rebelles qui affectent les organes de la vision, a été longuement traitée dans les ouvrages d'ophthalmologie. Dans aucun, cependant, son point de départ le plus ordinaire n'est indiqué. On mentionne bien minutieusement les lésions variées dont les yeux sont atteints (lésions qui deviennent parfois assez graves pour amener la cécité, ou au moins l'obscurcissement de la vue) ; mais nulle part, que je sache, on ne signale comme foyer, comme point de départ de cette fâcheuse maladie et de ses récidives, la membrane muqueuse des fosses nasales, et les voies lacrymales, comme moyen de transmission à la conjonctive. Cependant, il existe dans ce cas, entre l'inflammation de ces deux membranes, un rapport manifeste, et la fréquence de la lésion primitive de la pituitaire m'est si bien démontrée que, lorsque je vois cette membrane s'irriter et rougir chez un sujet lymphatique, je ne crains pas d'annoncer, si je ne puis attribuer l'irritation qui commence à un coryza simple par exemple, qu'une ophthalmie scrofuleuse va se déclarer. Toutefois je suis loin de penser que cette ophthalmie ne puisse apparaître de prime abord et que, plus tard, l'extension de l'inflammation qui lui est propre ne puisse avoir lieu sur la pituitaire. Je veux seulement dire que ce genre d'affection commence le plus ordinairement par les fosses nasales, dont la membrane muqueuse, beaucoup plus étendue que celle de l'œil, lui permet de prendre ici un grand degré de force. Si, jusqu'à ce jour, cette remarque n'a pas été faite par les oculistes, c'est sans doute parce que les fonctions de la pituitaire sont moins importantes, et que, dans l'état pathologique, la sensibilité de cette muqueuse est moins vive que celle de la conjonctive. C'est peut-être aussi parce que sa situation profonde la rend moins susceptible d'une appréciation rigoureuse. Il n'est donc pas surprenant qu'une circonstance aussi importante ait passé presque inaperçue, et que les auteurs n'en aient fait mention, que pour considérer l'engorgement de la pituitaire, comme un accident secondaire et sympathique, lorsqu'il joue ordinairement le principal rôle, ainsi que je vais le démontrer tout à l'heure.

Il résulte de mes observations que, dans l'ophthalmie scroufeuse, la membrane olfactive participe de l'inflammation aussi bien que la conjonctive ; que c'est surtout sur les cornets et dans les anfractuosités des fosses nasales que réside la phlogose, qui se révèle sous forme d'engorgement œdémateux, la même absolument que celle que l'on observe aux paupières dans l'ophthalmie en question. Plus j'étudie cette affection, et plus je vois qu'il en est ainsi. Il suffit d'y faire attention, pour reconnaître que la rougeur et la tuméfaction de la pituitaire précèdent ou accompagnent presque toujours celles de l'œil dans cette maladie. Cela peut encore être plus positivement démontré au moyen d'un *speculum auriculi**. En examinant l'intérieur des fosses nasales, on ne manque pas alors de constater que la rougeur et le gonflement des narines, et même de la partie la plus proche de la lèvre, que l'on voit habituellement aux scrofuleux, n'est que l'indice de la phlogose de cette membrane. C'est en procédant ainsi qu'on peut apprécier la force et l'étendue de cette phlogose, dont l'expansion sur les muqueuses palpébrale et oculaire est souvent très-rapide; néanmoins elle reste quelquefois stationnaire un temps très long, avant de s'y propager.

Comme je l'ai dit plus haut, c'est dans mon service à l'infirmerie de la Colonie de Mettray, que j'ai été frappé pour la première fois de la coïncidence qui existe entre l'engorgement de la pituitaire et l'ophthalmie lymphatique.

Un grand nombre des enfants qui furent envoyés, dès le principe, des maisons centrales dans cet établissement, présentaient la diathèse scrofuleuse. Cette diathèse, chez eux, était-elle primitive, ou bien ces jeunes détenus l'avaient-ils acquise dans ces maisons dont les cours sont humides, peu aérées, où quelques rayons de soleil pénètrent à peine, et où la nourriture est peu animalisée?

---

* C'est surtout dans cette circonstance qu'on peut avoir recours à celui dont j'ai parlé dans mon Mémoire sur le croup.

Dans un rapport fait (15 janvier 1842) sur l'état sanitaire de la Colonie, j'ai signalé ces dernières causes comme l'ayant déterminée, et je les ai considérées comme secondaires, au moins pour un grand nombre d'entre eux.

Les résultats sont venus confirmer cette assertion, car, au moyen d'un traitement médical et de soins hygiéniques secondés par le travail à l'air pur des champs, par l'exposition au soleil et par une nourriture convenablement animalisée, la plupart de ces êtres faibles et valétudinaires ont recouvré la santé.

Sur une dizaine d'entre eux, l'ophthalmie scrofuleuse sévissait avec une grande intensité. Les uns avaient une rougeur diffuse de la conjonctive, les paupières étaient tuméfiées ; ils y ressentaient une douleur cuisante. Il y avait en même temps photophobie, blepharo-spasme, larmoiement, sécrétion abondante des glandes de Méibomius, etc., et par suite, agglutination des paupières. Celles-ci présentaient, chez deux de ces enfants, un gonflement si considérable qu'il devenait impossible de les ouvrir. Ce gonflement avait également gagné les joues et le nez, qui était devenu très-volumineux. D'autres avaient des ulcérations plus ou moins étendues à la cornée et aux bords des paupières ; enfin, chez tous, il y avait une irritation, une phlogose et une tuméfaction plus ou moins prononcées de la muqueuse nasale, et souvent de la partie la plus élevée de la lèvre supérieure.

Ces jeunes colons qui nous étaient arrivés dans cet

état, excitaient vivement la sollicitude de Messieurs les directeurs de l'établissement. Pour arrêter les progrès du mal et pour en obtenir la guérison, je mis tout de suite en usage le traitement dit anti-scrofuleux. Il était continué sans résultat depuis environ six semaines, lorsque deux oculistes distingués vinrent à deux mois de distance visiter la colonie. Ils furent invités à voir ces malades et à donner leur avis. Leurs prescriptions furent exécutées ponctuellement. Il s'en suivit des alternatives de mieux et de pire ; néanmoins les récidives étaient devenues si fréquentes, qu'après trois mois de traitement, le mal n'avait rien perdu de son intensité. Plus il était tenace, plus j'observais sa marche, plus je tenais compte de ses complications. L'affection des fosses nasales, qui accompagnait toujours celle des yeux, me fit faire de profondes réflexions. Jusque-là j'avais considéré son existence comme le résultat de sympathies entre deux organes voisins ; mais je finis par m'apercevoir que, chaque fois qu'il y avait recrudescence, elle était précédée d'une vive irritation de la membrane muqueuse de la fosse nasale correspondante à l'œil affecté. Avec la rougeur et l'intumescence de cette membrane, il y avait écoulement d'un liquide visqueux irritant, plus ou moins abondant, suivant la violence du mal. Cet état durait trois, quatre, cinq jours et plus. Ensuite, la transmission s'effectuait à l'œil par les voies lacrymales, et l'ophthalmie paraissait. D'autres fois l'apparition était simultanée. Dans tous les cas, la coïncidence ne tardait pas à se montrer dans toute son évidence.

Ce fut pendant le cours de l'ophthalmie de Chotard aîné, jeune colon âgé de douze ans, que je fis pour la première fois cette précieuse remarque sur le point de départ de l'affection et de ses nombreuses récidives.

Chez lui les récidives étaient toujours annoncées quelques jours à l'avance par les symptômes dont je viens de parler ; puis l'œil rougissait, quelques pustules y apparaissaient, et les signes de l'ophthalmie lymphatique devenaient évidents.

Une pareille observation plusieurs fois renouvelée, je dus envisager la maladie sous un tout autre point de vue, c'est-à-dire considérer l'inflammation de la pituitaire comme la cause déterminante de celle de la conjonctive. Dès lors je pensai que, s'il y avait un moyen de prévenir ou d'arrêter cette dernière, c'était en portant le traitement topique particulièrement dans les fosses nasales. C'est à ce raisonnement que me conduisirent mes investigations. Il restait à choisir parmi les agents thérapeutiques. Le nitrate d'argent, ce modificateur puissant de certaines inflammations spéciales, eut la préférence ; préférence que lui assuraient d'ailleurs ses bons effets connus dans le traitement du coryza chronique, de la fistule lacrymale, et les heureux résultats pratiques du professeur Velpeau. Chotard aîné fut soumis à son action médicatrice. Un crayon de nitrate d'argent fut porté dans les fosses nasales. Les cautérisations furent continuées pendant une semaine, une fois chaque jour. Non-seulement elles arrêtèrent les progrès du mal, mais encore elles firent disparaître l'inflammation de la conjonctive, et cela sans qu'aucune autre médication fût dirigée pendant ce temps sur cette membrane, une foule de remèdes ayant été inutilement essayés sur elle. Malgré cela, le traitement interne ne fut pas discontinué. Un pareil succès était encourageant. Il me détermina à appliquer cette médication aux jeunes colons atteints de la même maladie. Joly, Biour, Cheix, Maurice et plusieurs autres y furent soumis. Ils obtinrent d'abord un grand mieux, puis la guérison. Chez Joly et chez Maurice, le gonflement de la muqueuse nasale était considérable. Le nez avait acquis au moins le double de son volume ordinaire : les paupières étaient très tuméfiées, il y avait impossibilité de les ouvrir et de voir. Un liquide visqueux et irritant coulait sur les joues et y avait produit une rougeur érythématique. Cependant des cautérisations pratiquées une fois par jour, pendant la première semaine, et une fois tous les deux jours, pendant la seconde semaine. amenèrent également la guérison. Il y a bien eu des récidives chez plusieurs de ces sujets, mais sitôt qu'elles ont paru, elles ont été dissipées par l'action du caustique. Toutefois, chez ceux qui avaient des ulcérations à la cornée ou aux bords des paupières, il y a eu obligation d'employer aussi le traitement propre à ces ulcérations, et les effets en ont été alors bien plus prompts.

La facilité d'arrêter, dès le principe, l'extension du

mal, lors des récrudescences, est un fait du plus grand intérêt. Elle dénote l'utilité et l'effet direct d'une médication qui modifie et éteint l'affection lorsqu'elle existe dans toute son intensité, et, à plus forte raison, qui l'arrête à son début. Il doit en résulter un avantage immense, puisque, loin d'avoir à traiter des désordres considérables de l'appareil de la vision, désordres qui laissent, le plus souvent, des traces indélébiles, on peut les prévenir et donner aux agents thérapeutiques et à une hygiène convenable, le temps d'agir, d'améliorer la constitution et conséquemment de faire cesser le retour de pareils accidents.

En essayant la cautérisation, j'en attendais bien un bon effet; mais, je l'avoue, les résultats ont dépassé mon attente. Ces résultats frappèrent de surprise Messieurs les directeurs de la Colonie et leur causèrent une satisfaction d'autant plus vive, qu'ils commençaient à désespérer de la guérison de ces jeunes détenus.

Je crois être entré dans des détails assez étendus, pour prouver la coïncidence qui existe entre la phlogose de la muqueuse des fosses nasales et celle de la conjonctive dans l'ophthalmie scrofuleuse, ainsi que l'efficacité du traitement; je vais maintenant faire connaître les procédés que j'emploie pour cautériser la pituitaire et appliquer sur elle et sur la conjonctive la pommade au nitrate d'argent.

Procédé pour cautériser.

Un crayon de nitrate d'argent [*] est enchâssé dans un tuyau de plume, ou tout autre cylindre, et est fixé par un peu de cire à cacheter. L'extrémité doit sortir du tuyau de trois à quatre lignes (sept à dix millimètres) environ. On l'introduit dans la fosse nasale jusqu'à l'engorgement de la pituitaire, et même aud-elà, s'il est possibe. On doit l'appuyer sur les surfaces gonflées, en le portant d'un endroit sur l'autre, pendant trois ou quatre secondes seulement. Il faut éviter de toucher la muqueuse qui recouvre les cartilages des ailes du nez. On répétera la cautérisation une ou deux fois par jour, pendant la première semaine, et tous les deux ou trois jours seulement, pendant la suivante. Puis on cessera les cautérisations au bout de quinze jours, mais toutes les fois qu'il y aura des récidives, on les renouvellera et on les continuera jusqu'à ce que l'ophthalmie soit éteinte. Ces récidives cèdent par cette médication ordinairement bien vite (en trois ou quatre jours), lorsqu'il n'y a pas d'ulcérations à la cornée ou aux glandes de Méibomius. Quand il

[*] On peut aussi se servir d'un petit morceau d'èponge attachée à l'extrémité d'une baguette, et imbibée d'une solution de nitrate d'argent, au tiers ou au quart.

en existe, il faut se hâter de les traiter localement par la pommade au nitrate d'argent.

J'ai trouvé que la meilleure manière d'employer cette pommade était de la déposer sur la muqueuse de la paupière inférieure, au moyen d'un petit pinceau ou d'un cylindre de papier ramolli au bout et bien chargé de cette pommade, un peu liquéfiée*, c'est-à-dire, moins épaisse qu'elle n'est ordinairement. Pour cela, on écarte les paupières, on abaisse fortement l'inférieure, puis on met le topique sur la surface interne. Une fois qu'il est déposé, on lâche subitement les paupières. La cuisson qu'il occasionne les fait remuer dans tous les sens, et leur mouvement le conduit sur toute la conjonctive. Les ulcérations de la cornée ne peuvent manquer d'en être recouvertes. Leur cicatrisation arrive alors d'autant plus facilement que le foyer principal de la maladie, l'engorgement de la membrane de Schnéider, résolu par le fait des cautérisations, n'existe plus pour entretenir l'inflammation ou la raviver sans cesse. En n'indiquant que la pommade au nitrate d'argent, je ne prétends pas pour cela qu'elle soit la seule qui puisse guérir, je veux seulement exprimer la préférence que je lui donne sur les autres. L'application des pommades sur la

---

* *Formule de la pommade au nitrate d'argent liquéfié.*

Nitrate d'argent cristallisé,	5 centigrammes.	Dose qui peut être portée jusqu'à 20 centigrammes et plus.
Huile d'amande douce,	2 grammes.	
Axonge,	2 id.	

face interne des paupières inférieures me paraît préférable, dans les ulcérations de la cornée, à leur application sur le bord des paupières ou dans l'angle interne de l'œil. Ainsi appliquées, elles permettent aux médicaments dont elles sont composées d'agir plus sûrement et plus activement, parce qu'ils sont mieux étendus sur tous les points affectés.

On sait combien est vive l'impression de la lumière chez les sujets atteints d'ophthalmie scrofuleuse ; combien la difficulté d'ouvrir les paupières est grande ; plus on fait d'efforts pour faciliter leur ouverture, plus elles se resserrent, de telle sorte qu'on ne parvient, le plus souvent, qu'à renverser les cartilages tarses sans mettre le globe de l'œil en évidence ; mais alors la muqueuse palpébrale renversée est tout à fait à découvert ; c'est donc le moment le plus opportun pour étendre dessus les remèdes.

Si la pommade au nitrate d'argent a une si grande efficacité pour la cicatrisation des ulcères de la cornée et la résolution de l'engorgement des muqueuses oculaire et palpébrale, on ne peut s'empêcher d'admettre qu'elle a une efficacité semblable contre les mêmes affections de la pituitaire ; c'est cette induction qui m'a conduit à l'employer dans cette circonstance, et les bons effets qui en sont résultés m'autorisent à la conseiller ; mais alors la quantité du nitrate d'argent a besoin d'être doublée ou triplée. Dès que la cautérisation aura été pratiquée le nombre de fois que l'on aura jugé nécessaire, (et ce nombre peut, dans certains cas peu graves et récents , être restreint à quelques fois) on pourra la remplacer par l'emploi de la pommade. Je la préfère aux collyres et aux poudres, parce que l'effet en est plus sûr et plus durable ; continuée même après la cessation du traitement caustique, elle assure la cure radicale.

Voici la manière de s'en servir en cette occasion :

Je fais pénétrer dans un tuyau de plume, ouvert à ses deux extrémités , de la pommade de consistance ordinaire, jusqu'à la moitié de sa longueur ; j'introduis ce tuyau dans la fosse nasale aussi profondément que possible, puis je glisse dans son extrémité externe un cylindre de bois. Je pousse jusqu'au bout du tuyau la pommade, qui va alors se déposer sur les parties malades. J'ai soin de faire faire tout de suite des aspirations pour l'étendre et la faire pénétrer plus avant. On peut encore, au moyen d'un pinceau, la porter sur le mal ; pour cela elle a besoin d'être un peu liquéfiée. Employée par l'un ou l'autre de ces procédés (et le dernier me paraît préférable), elle produit d'excellents effets et amène la guérison, mais moins rapidement , moins sûrement que lorsqu'on se sert d'un crayon de nitrate d'argent ; il est même des cas où le mal sera trop intense pour qu'on puisse l'obtenir sans user de celui-ci. On conçoit que l'action du nitrate d'argent pur doit être bien supérieure. A la vérité, la douleur qu'il suscite est vive et rend les malades peu disposés à s'y soumettre, surtout les enfants. Quoi qu'il en soit, en présence d'une affection aussi

grave et aussi rebelle , on ne doit pas balancer à y recourir.
Ce caustique est bien employé , dans la gorge , par les médecins , et demandé par les parents avec empressement ,
pour s'opposer aux ravages du croup. Cependant la douleur est plus forte , la cautérisation étant plus souvent
répétée ; car , pour la diphthérite laryngienne, on est obligé
de cautériser deux , trois ou quatre fois par jour , avec une
solution au quart ou au tiers. Au reste, du moment où
l'on a fait comprendre aux parents le péril extrême que
courent leurs enfants, la cautérisation est bientôt acceptée.
Dans l'ophthalmie scrofuleuse , l'on peut , avec presqu'autant de raison, leur signaler les dangers auxquels la
vue est exposée, et dès lors il n'y aura pas à douter de leur
adhésion à son emploi.

Si l'on doit éviter , par là , l'affaiblissement de la vue ou
même la cécité ; si la guérison de l'ophthalmie doit en être
la suite, la souffrance causée par cette cautérisation
paraîtra peu de chose, surtout lorsqu'on saura qu'il n'en
peut résulter aucun accident.

Je ne finirai pas cet article, sans dire que je regarde
comme absolument nécessaire de faire marcher de pair le
traitement interne avec le traitement externe. Ainsi l'iodure
de plomb , tout récemment préconisé par le docteur Payan,
pour guérir l'ophthalmie scrofuleuse ; l'iodure de potas-
sium , l'hydro-chlorate de baryte, et autres substances
trouveront ici leur application. Je pense que ces divers
médicaments peuvent , à la longue, modifier l'économie ,

amener la cessation de l'ophthalmie et, par conséquent, prévenir ces récidives interminables chez certains sujets lymphatiques au suprême degré. Mais je suis dans la persuasion que, seuls, ils ne produiront pas, aussi promptement, ce mieux, cette guérison que j'ai obtenus par la cautérisation de la membrane olfactive, avec le nitrate d'argent, et par l'application de la pommade où entre cette substance.

Si je ne voulais dépasser les bornes que je me suis prescrites et éviter des descriptions qui me paraissent superflues, je donnerais dix-sept autres observations d'ophthalmie scrofuleuse chronique que j'ai recueillies, soit à l'infirmerie de la Colonie de Mettray, soit dans ma pratique particulière. Mais comme, à quelque différence près, les symptômes, le traitement et les résultats ont été les mêmes, je me contenterai de citer les noms des individus qui en font le sujet. Je dirai cependant que la plupart avaient déjà subi, sans succès, divers traitements, et que, chez quelques-uns, la maladie datait de plusieurs années.

1° A l'établissement de Mettray, les colons : Vertplan, Belhomme, Louis, Boudoux, Pierson et Joyeux.

2° A Tours : Rougé Henri, âgé de 3 ans, rue des Cognées, n. 3 ; Rosalie Batard, âgée de 7 ans, rue de la Cuillère, n. 3 ; Rose Sorel, âgée de 4 ans, rue de la Grosse-Tour, n. 39 ; Clémentine Besnard, âgée de 3 ans, rue du Faubourg-la-Riche, n. 25 ; Rué Hippolyte, âgé de 6 ans, faubourg Saint-Éloi, n. 46 ; Monoury Thérèse, âgée de 8 ans, mail Preuilly, n. 18 ; Mignot Madeleine, âgée de 13 ans, rue Constantine, n. 1er.

3° Dans les varennes de La Riche : Silvine Hérault, âgée de 9 ans.

4° Aux Portes-de-Fer : Auguste Chevalier, âgé de 5 ans.

5° A la pension du Sacré-Cœur : Antonine Br...., âgée de 12 ans.

6° A Fondettes : Marie-Anne Millet, âgée de 12 ans.

L'ophthalmie de ces deux dernières a présenté des particularités trop dignes d'intérêt pour que je les passe sous silence ; aussi trouveront-elles leur place immédiatement après les réflexions qui suivent.

Chez tous ces enfants à constitution lymphatique, l'ophthalmie scrofuleuse s'est montrée à des degrés plus ou moins avancés. Chez un grand nombre, l'irritation de la muqueuse des fosses nasales avait précédé l'ophthalmie, et au moment du traitement tous en présentaient les traces. Cette irritation est aussi la cause du volume anormal de la lèvre supérieure de la plupart des sujets dits scrofuleux. C'est une remarque qui a été faite par le professeur Velpeau (*Manuel des maladies des yeux,* page 595.) Elle ne m'a point échappé ; elle a d'autant plus fixé mon attention qu'elle établit l'existence presque constante de la phlegmasie nasale, et qu'elle appuie par cela même mes observations sur la coïncidence que j'ai signalée entre les phlegmasies oculaire et nasale, comme elle la démontre entre l'engorgement indolent de la pituitaire et de la lèvre supérieure.

Voici maintenant les observations détaillées.

1re Observation. — *Conjonctivite scrofuleuse avec ulcé-*
rations près le bord de la Cornée.

Mlle Antonine Br..., âgée de 12 ans, en pension au Sacré-Cœur, a été prise (26 mai 1843) d'une vive inflammation des yeux. Depuis deux mois son nez grossissait beaucoup, et Mlle Antonine y éprouvait de la cuisson et de la gêne pour respirer, elle mouchait souvent. Tout à coup les yeux deviennent rouges, il y a impossibilité de fixer la lumière, tant leur sensibilité est grande. Sensation cuisante des paupières, larmoiement; les narines rougies, tuméfiées, laissent couler un mucus visqueux et irritant. La lèvre supérieure est aussi gonflée et rouge. Le nez est volumineux, les ganglions lymphatiques du cou sont engorgés. Quelques collyres sont employés sans succès pour mettre fin à cette inflammation. Huit jours se passent et les symptômes, loin de diminuer, se sont aggravés.

Lorsque je vois Mlle Antonine Br... (2 juin 1843), outre ces symptômes, il existe à l'œil gauche, où la rougeur est plus vive, trois petites ulcérations placées près le bord de la cornée, superficielles., il est vrai, mais qui n'en ont pas moins provoqué une photophobie dont l'œil droit est exempt. L'injection vasculaire scléroticale de celui-ci est aussi bien moindre. Ainsi la conjonctivite scrofuleuse affecte particulièrement l'œil gauche. De ce côté, des vaisseaux d'un rouge pourpre parcourent la sclérotique dans toute son étendue. Ils sont plus gros vers la circonférence cornéale et surmontés çà et là de petites pustules.

La constitution lymphatique de la jeune personne paraît avoir imprimé son cachet à cette affection et me donne l'espérance que la médication qui m'a si bien réussi jusqu'ici en triomphera encore. Je porte donc (2 juin 1843) un crayon de nitrate d'argent dans les deux fosses nasales. Je répète la cautérisation une fois par jour. Le nez, qui avait au moins le double de son volume ordinaire, et dont les tissus étaient en quelque sorte hypertrophiés, commence au bout de quatre jours à diminuer. Huit jours (10 juin) s'étaient à peine écoulés, que la diminution était très apparente. L'heureuse influence de cette médication se fait surtout ressentir aux yeux. A la rougeur vive de la conjonctive succède une teinte à peine rosée. La cuisson, la vive sensibilité des parties affectées deviennent très-supportables, la contraction spasmodique des paupières a cessé ; on peut facilement voir les ulcérations ; le cercle vasculaire qui les circonscrit est moins serré et moins rouge. A ces ulcérations j'oppose la pommade au nitrate d'argent, les cautérisations sont encore continuées pendant une semaine, et le mieux est alors si prononcé (18 juin), que je crois devoir les cesser et n'appliquer sur les muqueuses nasale et oculaire que la pommade nitratée.

Six jours plus tard, recrudescence. Tout à coup l'œil gauche rougit, une phlyctène apparaît sur le bord de la cornée. L'irritation des narines est intense, elle avait précédé de 24 heures cette nouvelle ophthalmie. La violence de la recrudescence est telle que je suis porté à croire qu'elle va faire des ravages, si je n'ai recours au traitement caustique. En trois jours, l'ophthalmie fut apaisée. Cependant, pour prévenir son retour, les cautérisations sont continuées pendant huit jours ; puis elles sont remplacées par la pommade au nitrate d'argent. Malgré deux autres récidives, qui n'eurent aucune gravité parce qu'elles furent aussitôt réprimées par le même moyen, la guérison s'est enfin consolidée (15 juillet 1843). Alors seulement, des pilules d'iodure de plomb ont été administrées suivant la méthode du docteur Payan, pour combattre la disposition de Mlle Antonine Br.... aux accidents strumeux.

2e OBSERVATION. — *Kératite et Conjonctivite scrofuleuses, avec ulcérations de la Cornée.*

Marie-Anne Millet, (commune de Fondettes, près

Tours, âgé de 12 ans et demi, est affectée depuis quatre mois (1ᵉʳ mars 1843) d'une ophthalmie que j'appellerai scrofuleuse par rapport à la constitution lymphatique de cette jeune personne.

D'après les renseignements fournis, la phlegmasie a paru sur les yeux avant d'exister sur la membrane pituitaire. Pendant plus de deux mois elle s'est maintenue sans aucune amélioration remarquable. On observait bien quelques légers amendements, mais ils étaient de peu de durée, et cela malgré des insufflations de calomel et l'usage de divers collyres. La pommade de la veuve Farnier amena seule un grand mieux, qui ne dura cependant qu'une huitaine de jours. Puis le mal se reproduisit avec intensité, et les narines se tuméfièrent au point de rendre la respiration nasale difficile. Un gonflement érythématique, occasionné par l'écoulement de larmes chargées sans doute de principes irritants, occupait les deux joues. La photophobie était extrême. Le chirurgien de la localité avait usé en vain de divers moyens.

La mère de cette jeune personne, désespérée de l'inutilité des tentatives de traitement faites jusqu'ici, réclama mes soins (26 juin 1843).

L'impossibilité où se trouvait Marie Millet d'ouvrir les paupières, l'obligation où elle était de rester au lit, cachée derrière les rideaux (l'impression de la moindre lumière étant pour elle des plus vives et des plus douloureuses), ne me permirent pas d'apprécier l'intensité de l'inflammation et de reconnaître s'il y avait des ulcérations sur la cornée. Je ne pus donc constater que le gonflement et la rougeur érythématique des paupières, et examiner, au moyen de mon dilatateur trachéo-auriculaire, l'état de la muqueuse olfactive. Je la trouvai atteinte d'une vive irritation. L'engorgement œdémateux était fort étendu. La sécrétion d'un liquide visqueux, épais, était presque continuelle. Il y existait de profondes lésions, qui expliquaient la ténacité de cette affection, dont la durée datait de plus de quatre mois.

Je jugeai, d'après cet examen, que si la maladie avait résisté jusqu'à présent aux médications qui lui avaient été opposées, elle n'en céderait pas moins à l'usage des cautérisations. En conséquence, je fis toucher deux fois par jour la muqueuse nasale avec un crayon de nitrate d'argent. Quoique chaque cautérisation déterminât une vive cuisson, la jeune malade eut la raison de les supporter. Le bord des paupières fut enduit de pommade au nitrate d'argent. Après quatre jours de ce traitement, il y a un peu de mieux. Continuation. Au huitième jour, Marie Millet ouvre les yeux. La conjonctive a perdu de sa rougeur et de sa vive sensibilité. La pituitaire n'est plus aussi tuméfiée, et le gonflement des paupières et des joues a beaucoup diminué. On aperçoit alors des ulcérations assez étendues sur la circonférence des cornées. Aucune ne couvre la pupille.

Le samedi (8 juillet) même traitement. La malade

n'éprouve plus l'impérieuse nécessité de fermer les rideaux de son lit; elle supporte la lumière. La conjonctive est à peine injectée. Le bord des paupières et les joues présentent encore quelques nuances rouges, mais il n'existe plus ni douleur, ni tuméfaction. D'ailleurs cette coloration de la peau paraît être due au renouvellement de l'épiderme. Les ulcérations se cicatrisent visiblement.

Trois fois le jour, on pose de la pommade sur la face interne des paupières inférieures. Les cautérisations ne sont plus faites qu'une fois le jour.

La muqueuse nasale, vue au spéculum, n'offre presque plus de tuméfaction, néanmoins elle est encore un peu plus rouge qu'à l'état normal.

Enfin le mieux est très-prononcé, et, sous l'influence du traitement, il marche assez rapidement pour permettre à la jeune malade, quinze jours plus tard (24 juillet), de venir à la ville et de se promener dans les rues sans porter d'abat-jour.

Dès cette époque, les cautérisations ne sont plus faites, mais à leur place des petites mèches enduites de pommade au nitrate d'argent sont introduites, matin et soir, dans les fosses nasales, et laissées une couple d'heures chaque fois. Le 16 août, cessation du traitement. La guérison est assurée.

Pour prévenir le retour de cette ophthalmie et modifier la constitution de cette jeune personne, l'iodure de plomb est mis en usage et continué longtemps.

Deux recrudescences ont eu lieu depuis ; à chaque fois, je leur ai opposé des cautérisations et la pommade au nitrate d'argent. En peu de temps elles ont disparu. Si elles ont été légères, cela vient assurément de la médication qui a éteint le mal dès son apparition.

Déjà plus de six mois se sont écoulés, et, aux cicatrices de la cornée près, il ne reste pas trace de tant de désordre.

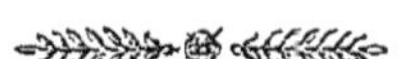

RÉFLEXIONS

SUR LES AVANTAGES D'OPÉRER UNE PREMIÈRE CATARACTE
DÈS SON ENTIÈRE FORMATION, SANS ATTENDRE
LA SECONDE.

L'opération de la cataracte est, sans contredit, l'un des bienfaits les plus précieux de la chirurgie. Elle n'est point accompagnée de l'appareil effrayant de nos grandes opérations ; très-rarement elle en a le danger, et pourtant il en est peu qui rendent autant de services.

Il suffit de fermer un moment les paupières pour sentir la privation immense que doit causer la perte de la vue, et reconnaître les avantages d'une opération qui est appelée à y remédier, lorsqu'elle est due à l'opacité du cristallin.

Un point très-important, et qui est encore indécis, c'est de savoir si, pour opérer, l'on doit ou non attendre la maturité des deux cataractes.

A ce sujet, deux opinions sont en présence. Des oculistes veulent que la cataracte soit formée sur les deux yeux ; d'autres pensent qu'il suffit qu'elle le soit sur un seul. Comme une question s'éclaire par la controverse et par l'avis du plus grand nombre, j'oserai émettre mon opinion ; et, sans reproduire toutes les raisons qui ont été alléguées pour ou contre, je dirai que des accidents inflammatoires étant bien moins à redouter à la suite d'une simple opération qu'ils ne le sont à la suite d'une opération double, on ne doit pas balancer à opérer dès l'entière formation de la première cataracte. Je dirai, en outre, que les années du vieillard, que cette maladie afflige plus particulièrement, étant en quelque sorte comptées, il ne doit pas être indifférent pour lui de rester un ou deux ans et plus dans l'attente de l'opacité des deux cristallins, et de passer ainsi ce laps de temps, dans l'obscurité, l'inquiétude et l'ennui, puisqu'il peut, par l'opération du premier œil affecté, éviter cet inconvénient et ne pas cesser un moment d'y voir clair.

Ce vieillard, qui n'a plus que quelque temps à passer sur la terre, doit donc, surtout, jouir du bonheur ineffable de voir ce qu'il a aimé, ce qu'il aime encore ; et l'oculiste doit s'attacher à lui conserver ce bonheur sans interruption. Pour preuve de ce que j'avance, je citerai deux opérations de cataractes que j'ai faites, l'une au sieur Jousset, de Mareuil, et l'autre au sieur Pelé, de la Vieille-Carte (commune de Joué, près Tours). Ces vieillards n'ont eu qu'à se féliciter de s'être soumis au précepte en faveur duquel je viens de parler.

Chez le premier, l'opération de l'œil droit fut pratiquée le 5 novembre 1840 ; chez le deuxième, elle le fut le 12 novembre de la même année. La méthode par abaissement a été suivie (dépression avec l'aiguille de Dupuytren) ; aucun accident inflammatoire n'est venu retarder la guérison.

Quelques débris de la capsule cristalline, flottants au milieu de la pupille du sieur Jousset, furent détruits en partie par l'aiguille, le reste disparut par l'absorption. Deux saignées ont été pratiquées après chaque opération ; la diète a été soigneusement observée ; enfin, rien n'a été négligé pour hâter et assurer leur réussite.

Trois années se sont écoulées depuis que ces opérations ont eu lieu, et les deux autres cataractes sont à peine arrivées à un degré de maturité convenable.

Si l'ancien précepte eût été suivi, si j'eusse attendu l'obscurcissement presque complet de la vue, ces deux personnes auraient passé trois de leurs dernières années presque sans voir.

Quoique la vision soit assurée, ces vieillards se disposent néanmoins à se faire opérer présentement de l'œil gauche.

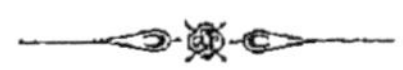

NOUVEAU MOYEN HÉMOSTATIQUE

CONTRE L'ÉPISTAXIS[*] .

Les moyens hémostatiques proposés contre l'épistaxis sont nombreux ; je me dispenserais de faire connaître celui qui m'a réussi une multitude de fois, si je ne le jugeais préférable à ceux que je connais ; c'est d'ailleurs une ressource de plus dans une affection quelquefois très-dangereuse et presque toujours effrayante pour le public, quand elle se prolonge. Ce moyen consiste en un *tampon* que j'appellerai *hémostatique*. On le prépare en roulant

---

[*] Les journaux suivants, le *Bulletin de Thérapeutique*, l'*Encyclographie médicale*, le *Journal de médecine et de chirurgie pratique*, l'*Etoile médicale*, ont donné un extrait de cet article, qui a paru dans le *Recueil de la Société médicale d'Indre et Loire*, en 1843.

un morceau d'amadou sur un petit cylindre de papier, de manière à lui donner la forme d'un cône allongé dont le volume sera en rapport avec la cavité nasale qu'il doit occuper. On maintient cet amadou en l'entourant d'un fil de chanvre ou de laine dont les spirales doivent être lâches et placées à grande distance les unes des autres pour ne pas empêcher le gonflement de l'agaric ; on le graisse avec du beurre ou du suif, et on l'introduit dans la narine par son extrémité conique. Pour cela faire, on pousse en tournant, en vrillonnant, sans trop presser, et l'on fait pénétrer le tampon aussi avant que possible ; on le retient en place à l'aide d'un morceau de taffetas d'Angleterre ou de sparadrap, etc.

Le succès de ce moyen dépend de l'exactitude avec laquelle le tampon remplit la fosse nasale où il est placé. On conçoit alors que ses dimensions doivent varier selon les circonstances. Quant au corps gras dont j'enduis la surface extérieure du tampon, il n'est pas indifférent de le choisir mou ou liquide, car. cette précaution n'ayant pour but que de favoriser l'introduction du tampon, on doit éviter qu'il ne s'imprègne de ce corps gras, ce qui arriverait si l'on se servait d'huile, par exemple, et rendrait le glissement moins facile.

J'ai particulièrement constaté les avantages du tampon hémostatique chez les enfants, où la sonde de Belloc est d'un emploi si difficile, par rapport à leur indocilité et à l'étroitesse des fosses nasales, et chez les sujets atteints de fièvres typhoïdes dont la prostration , souvent très grande , empêche encore qu'on ne se serve avec facilité de cet instrument.

1re *Observation*. — Ce fut sur la personne de Julie Terveau que je fis le premier essai du tampon. Cette fille occupait à l'hôpital général de Tours * le onzième lit de la salle des femmes; elle y était entrée le 20 août 1824 pour y être traitée de fièvres intermittentes rebelles. Sa constitution , qui en avait été détériorée , était faible ; elle avait eu ces fièvres si fréquemment , que la rate avait acquis un volume énorme ; son sang était fluide , décoloré ; il transsudait avec une facilité extrême par les bouches des vaisseaux capillaires. Les réfrigérants , les astringents , le tamponnement avec la sonde de Belloc , divers autres moyens avaient été employés pour arrêter l'hémorragie ; elle cessait , il est vrai , mais elle reparaissait peu de temps après. Dans un moment où elle devint effrayante , je proposai à la malade de se soumettre à un nouveau tamponnement avec la sonde de Belloc ; elle refusa. Ce fut alors que j'imaginai de rouler un morceau d'agaric , d'en former un tampon qui pût occuper toute la capacité de la fosse nasale d'où coulait le sang. Ce corps spongieux fut introduit en présence de M. de La Frillère , alors vice-président de l'administration de cet hôpital , et de plusieurs

---

* J'étais alors premier interne dans cet hôpital, et, en cette qualité, chargé de suppléer les médecins absents.

étudiants. Bientôt il s'imprégna de mucosité et de sang, se gonfla et occupa toute cette cavité. Après cinq minutes d'attente, l'épistaxis avait cessé. Le lendemain matin le tampon fut ôté : l'épistaxis n'a plus reparu.

L'amadou agit comme moyen compressif, comme corps irritant susceptible de produire le gonflement de la membrane muqueuse, le resserrement des tissus, et, par suite, la cessation sans retour de l'hémorragie. Il favorise donc, par son action stimulante, la crispation des bouches béantes des vaisseaux capillaires. Morand, célèbre chirurgien de l'Hôtel-Dieu de Paris, pensait qu'il était doué de vertus spécifiques. J'admets volontiers la première supposition ; quant à la seconde, je dois m'abstenir par respect pour une telle autorité.

Je pourrais citer maintes observations où j'ai employé avec un succès constant le tampon hémostatique ; mais comme il faudrait entrer dans des répétitions fastidieuses, je me bornerai aux deux suivantes, qui me paraissent tout à fait concluantes pour démontrer son efficacité.

2e *Observation*. — M. Quévron, demeurant à Tours, rue Saint-Éloi, est d'un tempérament sanguin et sujet aux épistaxis, qui se prolongent quelquefois indéfiniment. La première fois que je le vis, l'hémorragie durait depuis quatre jours. Elle cessait quelques instants, puis elle reparaissait ; elle devenait inquiétante ; le pouls s'affaiblissait beaucoup. C'était bien le cas d'avoir recours au tampon. Dès que je l'eus introduit dans la fosse nasale droite, le sang ne coula plus. Dans la crainte qu'il ne reparût du côté opposé, je préparai un rouleau d'amadou : j'expliquai au malade la manière de s'en servir. Le sang, qui avait cessé de couler par la narine droite, reparut huit heures après par la gauche ; alors M. Quévron posa lui-même le second tampon. L'application en fut si facile, que, peu de temps après, l'hémorragie était arrêtée. Maintenant, quand elle revient, ce qui pourtant arrive très-rarement, il ne manque pas d'y recourir ; jusqu'à présent ce moyen lui a toujours réussi.

3e *Observation.* — M. Vallée, rue du Faubourg-Saint-Étienne, entrepreneur de bâtiments, est d'une constitution apoplectique. Il avait eu, dans les premiers jours du mois d'avril 1842, plusieurs épistaxis ; comme elles m'avaient paru salutaires, je ne leur opposai aucun traitement. Le 8 du même mois, nouvelle épistaxis. Il y avait plus de deux heures qu'elle durait ; le malade avait perdu près d'un litre de sang, lorsque les parents, s'inquiétant de sa durée, m'envoyèrent chercher. Ils me prièrent de l'arrêter. Je tâchai de leur faire comprendre qu'eu égard à la plénitude, à la dureté du pouls et à la coloration du visage, il fallait encore attendre, et qu'il n'y avait aucun inconvénient à en agir ainsi ; j'ajoutai que, dans le cas où M. Vallée viendrait à être trop affaibli, ils pourraient faire usage d'un rouleau d'agaric que je leur laissai. Je leur donnai en même temps l'instruction nécessaire pour l'introduire dans la narine droite d'où venait le sang.

Quelque temps après mon départ , ils se déterminèrent à le poser. L'hémorragie cessa presque aussitôt ; mais une demi-heure plus tard elle recommença par la narine gauche ; alors le malade et les assistants furent saisis d'une terreur panique , et coururent réclamer les secours du médecin le plus proche. M. le docteur Thomas ôtait le tampon au moment même où j'arrivais , quoique l'hémorragie eût cessé du côté droit. Il résulta de la consultation qui eut lieu entre nous , que cette hémorragie, ayant le caractère d'un *molimen hemorragicum* , pouvait sans inconvénient ne pas être arrêtée tout de suite ; que cependant, si, contre notre attente , cet état de choses subsistait plus d'une heure , il y aurait lieu au tamponnement ; mais que jusque là il fallait s'abstenir. J'attendis donc. Plus d'une heure s'était passée , et le sang sortait toujours goutte à goutte par les deux narines à la fois. Le malade avait éprouvé deux défaillances ; la décoloration de la face , la faiblesse et la mollesse du pouls m'avertirent qu'il n'y avait plus à temporiser. Je posai aussitôt un tampon d'agaric dans chaque narine ; une bandelette d'emplâtre agglutinatif fut placée sur l'extrémité antérieure des tampons , et fixée sur les côtés du nez , afin de les empêcher de sortir. En quelques minutes l'épistaxis cessa ; vingt-quatre heures après leur application, je les retirai en présence de M. le docteur Anglada , qui put constater leur efficacité. Cette épistaxis n'a plus reparu qu'au printemps suivant.

Les tampons retirés furent examinés avec soin ; ils

avaient acquis un tiers en plus de leur volume primitif. Cette augmentation était évidemment due au sang et aux mucosités dont ils étaient imprégnés. On remarquait à leur surface des caillots qui s'étaient formés dans les anfractuosités des fosses nasales. où ils devaient sans doute suppléer le tampon en obstruant les ouvertures des vaisseaux capillaires.

J'ai déjà dit que le tampon hémostatique doit être disposé de manière à occuper toute la capacité des fosses nasales, et non l'ouverture antérieure seulement; en cela il a beaucoup de rapports avec ceux des professeurs Pelletan et Abernethy * ; mais la substance dont il se compose a l'avantage sur la charpie, dont ces derniers sont formés, d'être d'une seule pièce, spongieuse, plus élastique., par conséquent plus susceptible de se gonfler et de remplir complétement ces cavités. Elle a, lorsqu'elle est roulée, une fermeté qui permet de l'introduire par le seul effort de l'index et du pouce.

Lorsque, en l'absence du médecin, une hémorragie devient excessive, et qu'elle menace d'être mortelle, un moyen aussi inoffensif peut être employé par une personne adroite, tandis que cette même personne ne pourrait sans danger se servir d'instruments conducteurs, tels que porte-mèche, pince, sonde, etc., exigés dans les procédés des professeurs Lallemand et Abernethy.

* Voyez page 62 et suiv. de la 1ʳᵉ liv. du *Guide du Médecin praticien*, par le docteur Valleix, tom. I, novembre 1841.

Je ne comparerai point ce procédé à celui du docteur Belloc (tamponnement antéro-postérieur), qui ne doit être employé que dans les cas extrêmes ; ni à ceux des docteurs Miquel, Martin Saint-Ange et autres. Au reste, c'est au praticien à choisir, parmi tous les moyens compressifs que la science possède, celui dont il jugera l'application plus facile et les effets plus sûrs.

Au mois de mai dernier, la *Gazette médicale* a rendu compte et a fait l'éloge d'un mémoire du docteur Calvy, de Toulon, sur l'emploi de l'éponge préparée contre l'épistaxis. Le procédé qu'il indique a beaucoup d'analogie avec celui du professeur Abernethy. Il en diffère seulement par la substance dont il se sert pour former son tampon : c'est l'éponge préparée au lieu de la charpie. Tout en reconnaissant les avantages de l'éponge préparée sur la charpie, je pense que l'amadou mérite la préférence sur ces deux substances, parce qu'il est d'un tissu plus doux, et que son contact avec une surface muqueuse est moins irritant ; parce qu'il ne se gonfle pas outre mesure comme l'éponge, et qu'il n'acquiert qu'un volume modéré qui permet d'en faire l'extraction au bout de vingt-quatre heures. L'éponge préparée devient quelquefois si gonflée, qu'elle comprime trop fortement les cornets, qu'elle dilate douloureusement les parties molles, et que souvent elle ne peut être extraite qu'au bout de quelques jours, ce qui devient très-gênant pour le malade. Cependant, pour éviter, dans les tentatives d'extraction, le retour de l'hémorragie, il est prudent d'attendre ce laps de temps. Enfin, l'amadou se trouve partout ; on en peut faire un rouleau instantanément, tandis que la confection d'un cylindre d'éponge exige, au préalable, la préparation de cette dernière, et si l'on n'a pas eu soin de s'en prémunir, il en résulte une perte de temps qui peut être préjudiciable.

Quoi qu'il en soit de ces différences, l'initiative appartient au docteur Calvy. Ses observations n'ont pas la priorité de date sur les miennes, il est vrai, mais elles ont celle de l'impression. Je ne produis donc les faits ci-dessus que pour donner une preuve de l'efficacité de l'amadou. Son application est facile, et il arrête d'une manière prompte et sûre l'écoulement du sang. J'en ai fait usage pour la première fois en 1824 ; depuis, j'y ai eu recours bien souvent.

NOUVEAU MOYEN

POUR ARRÊTER L'HÉMORRAGIE OCCASIONNÉE PAR LA MORSURE DES SANGSUES.

L'hémorragie qui provient de la morsure des sangsues cesse promptement par l'usage du moyen suivant :

On prend un mélange de six parties d'huile d'olive et de deux à trois environ de cire jaune* ; on en forme une espèce de boulette que l'on applique rapidement sur cha-

---

* Et non d'une partie de cire, comme on l'a inséré par erreur dans le *Recueil de la Société médicale de Tours*, année 1843 ; dans le journal l'*Expérience*, nº 363, 8ᵉ année, et le *Journal de médecine et de chirurgie pratique*, art. 2,858.

que piqûre, après avoir essuyé avec soin le sang qui en sort; condition essentielle, car le moindre liquide interposé entre le topique et la peau nuit à l'agglutination.

Avec le doigt, on étend le pourtour de cette espèce de boulette sur la peau, afin de favoriser son adhésion. Si cette adhésion n'a pas lieu, et si le sang continue à couler, on ajoute une quantité suffisante de corps gras. Il en résulte une couche qui recouvre toutes les piqûres, et dont l'épaisseur doit être d'un centimètre au moins.

Si les circonstances thermométriques rendent le mélange trop mou, on augmente sa consistance avec de la cire, *et vice versâ*.

Après avoir laissé cette couche à découvert assez de temps pour espérer que l'hémorragie ne reparaîtra pas, on pose dessus un morceau de linge fin. Tout appareil compressif est inutile.

Ce mélange agit ici en obstruant l'ouverture de la plaie, et donne par là au sang le temps de se coaguler. De cette manière, il arrête ces hémorragies quelquefois si dangereuses chez les enfants et chez les sujets dont le sang est très-fluide. Leur persistance est parfois telle que plus d'une célébrité médicale s'est trouvée fort embarrassée pour y mettre fin.

Dans des cas de ce genre, on est souvent obligé, après avoir employé en vain les remèdes ordinaires, de recourir aux caustiques, ou, même, à un bouton de fer rougi à blanc, moyens très-efficaces, sans doute, mais qui ne laisent pas que d'être effrayants et douloureux ; au lieu que celui que je propose est d'une innocuité parfaite, exempt de douleur et facile à se procurer.

La première fois que je l'ai employé (5 mars 1838), c'était pour le jeune Pressé, âgé de quatre ans, demeurant à Tours, faubourg La Riche, rue Sauvage, n. 2. Cet enfant était atteint d'une violente pleurésie. Pour la combattre, dix sangsues avaient été appliquées sur le côté droit du thorax. Le sang coulait avec abondance. Quand on voulut l'arrêter, on ne put y parvenir ; tous les moyens mis en usage échouèrent ; cependant, l'enfant s'affaiblissait beaucoup. La petitesse du pouls, la pâleur du visage, le refroidissement du corps faisaient craindre une issue funeste. Dans ce danger extrême, il me vint à l'idée d'étendre sur chaque plaie *essuyée* une boulette d'un corps gras ; et, comme je ne pouvais disposer à l'instant que d'une sorte d'encaustique composé de cire et d'essence de térébenthine, destiné à cirer les meubles, j'en appliquai une couche épaisse, au travers de laquelle le sang ne put transsuder. L'hémorragie cessa aussitôt.

Depuis cette époque, et chaque fois que je me suis trouvé dans la nécessité de parer à un accident de cette nature, j'ai fait usage du mélange de cire et d'huile, et, à son défaut, de corps gras, tels que le beurre, le suif ramollis ou la graisse, et je m'en suis bien trouvé. Il est utile que les corps gras aient la consistance de ce mélange. Trop mous, ils pourraient se liquéfier et ne pas adhérer ; trop fermes, ils pourraient être grumeleux, et présenter quelques fissures par où le sang ne manquerait pas de s'échapper, ce qui s'opposerait à l'adhésion,

OBSERVATIONS

DE PÉRICARDITE AVEC ÉPANCHEMENT. — APPLICATION MULTIPLE DE VÉSICATOIRES VOLANTS. — GUÉRISON.

1re *Observation*.—La veuve Victorine Prouteau, âgée de trente-cinq ans, d'une forte complexion, cuisinière chez M. Luzarche fils, avait eu, dans le courant de juillet 1841, sur le visage, sur la poitrine et sur les bras une éruption dont la nature n'a jamais pu être bien déterminée. Impatiente d'en être débarrassée, elle consulta un médecin. Les remèdes qu'elle prit firent disparaître en peu de temps cette éruption ; mais, dès ce moment, il se manifesta de l'oppression et des palpitations. La malade n'en tint pas compte d'abord, et crut devoir les attribuer aux émotions qu'elle éprouvait fréquemment par suite de l'état désespéré de sa jeune maîtresse. Du reste, elle n'en vaquait pas moins à ses occupations. Elle faisait des marches assez longues, montait fréquemment un escalier. Lorsqu'elle arrivait au haut, elle avait un grand essoufflement, ses forces étaient épuisées. Son courage lui fit supporter longtemps toutes ces incommodités avant de consulter un homme de l'art; enfin, poussée à bout, elle réclama mes soins.

Lorsque je la visitai (20 février 1842), je fus frappé de la dyspnée extrême qu'elle ressentait. La toux était fréquente et sèche. Mes investigations se dirigent tout de suite vers l'appareil respiratoire. Du côté droit de la poitrine on entend le murmure vésiculaire, et la percussion donne un son clair. Vers la partie moyenne du poumon gauche, il existe un peu de râle sous-crépitant, et çà et là un peu de râle muqueux. La sonorité est moindre dans ce point. La matité est complète dans la région précordiale. Les battements du cœur sont peu perceptibles ; cependant, en écoutant avec attention, on reconnaît qu'ils sont vites, petits, déprimés et parfois irréguliers. Sur les neuf à dix heures du soir, la chaleur de la peau s'accroît, la soif devient très-vive ; l'oppression est alors plus grande, la toux continuelle est sans expectoration. Dans certains moments du jour, les pommettes rougissent un peu, et la chaleur devient très-prononcée ; en un mot, la fièvre est continue. Il y a un léger paroxisme le jour, et un autre plus marqué la nuit. Ces symptômes décèlent une péricardite chronique avec épanchement.

Cette affection, au point où elle était arrivée, exigeait de prompts secours ; au deuxième paroxisme, la dyspnée était si grande, qu'elle allait jusqu'à faire craindre la suffocation. Il fallait donc agir ; les moyens ne manquaient pas sans doute, mais tous étaient incertains. M. le docteur Bretonneau avait aussi vu la malade, il avait également constaté la péricardite chronique et l'épanchement, et il en avait signalé le danger. Voici sa prescription : deux sétons sur la région précordiale et des pilules composées d'antimoine diaphorétique et de digitale. La malade opposant une résistance invincible à l'emploi des sétons, je me décidai à lui appliquer un large vésicatoire sur cette région; il produisit une vive irritation à la peau et une vaste ampoule. Il résulta de cet effet une diminution notable de la fièvre, de l'oppression et de la toux. Trois jours après, (26 courant), aussitôt que l'épiderme fut renouvelé, un second vésicatoire est appliqué sur le même point. Amendement encore plus notable, résorption d'une grande partie du liquide épanché. La poitrine devient sonore dans divers points où la matité avait été jusqu'ici très-prononcée. Il n'existait plus qu'un peu de fièvre, de toux et d'oppression. Une pareille amélioration donnait les espérances les plus grandes de guérison.

Malgré ma recommandation expresse, la malade n'a pris que fort inexactement des pilules prescrites. On ne peut donc croire qu'elles soient pour quelque chose dans le mieux qui s'est manifesté ; c'est assurément aux vésicatoires volants qu'il faut l'attribuer. Dans cette opinion, je n'hésite pas à poser, huit jours plus tard, un troisième vésicatoire, toujours sur le même point, dès que l'épiderme est assez refait pour en supporter l'application.

Ce troisième vésicatoire produisit un excellent effet et détermina la convalescence. Elle fut, il est vrai, traversée par quelques accès de fièvre intermittente ; mais le sulfate de quinine en fit prompte justice. Un bon régime, des soins hygiéniques bien entendus consolidèrent la guérison. Quelque temps après, 26 mars, la veuve Prouteau partit pour le Berri; elle n'éprouvait plus alors d'oppression; les battements du cœur s'entendaient bien, ils étaient naturels.

2ᵉ *Observation.* — Dans le cours de l'automne dernier, je fus chargé, par l'administration de l'hôpital-général de Tours, de remplacer par *interim* le médecin de service. Parmi les malades que j'eus à traiter, se trouvait la fille Angélique Goulet, affectée d'un rhumatisme articulaire goutteux. Cette fille, âgée de dix-neuf ans, est petite, mais bien constituée. Chez elle, le rhumatisme avait débuté d'une manière intense ; il était très-mobile, très-douloureux ; il parcourait rapidement les articulations. Il ne tarda pas à se jeter sur la séreuse du péricarde, et à y produire une inflammation et un épanchement qui furent aussitôt combattus par trois saignées de bras, quinze sangsues et un vésicatoire volant, placés *loco dolenti*. A la suite de ce traitement, la douleur et l'épanchement disparurent. Mais la poitrine, percutée et auscultée alors dans les régions antérieures, donne le son et le murmure vésiculaire normaux ; il n'en est pas de même dans les régions postérieures : on entend, de la manière la plus distincte, des deux côtés, de l'égophonie et du souffle tubaire. La matité est très-étendue. La malade a une dyspnée extrême, une toux fréquente et écourtée. L'expectoration est très-rare et nullement sanguinolente. Cependant le râle crépitant de retour, qui a été perçu plus tard, a prouvé que les couches au moins les plus superficielles des poumons avaient été hépatisées, et que le souffle tubaire n'était pas entièrement dû à leur compression par le liquide épanché, comme d'abord j'avais été porté à le supposer.

La teinture de colchique et l'antimoine diaphorétique sont administrés, et, dans l'espace de huit jours, six vésicatoires volants sont successivement posés, là où il existe de l'épanchement.

Par cette médication, les symptômes diminuent d'intensité. Cette intensité avait d'abord été telle, que j'avais porté, en présence des étudiants qui suivaient ma visite, le pronostic le plus fâcheux sur l'issue de cette maladie remarquable par ses complications. Cependant, au moment où je quittai le service, l'état d'Angélique Goulet s'était amélioré, et permettait d'espérer la guérison.

Plus tard, le kermès a été administré à doses réfractées, et la convalescence a fini par se déclarer.

Réflexions. — Les résultats de cette médication, que j'ai employée dans plusieurs circonstances pareilles, m'autorisent à insister sur le point de thérapeutique suivant : pour assurer la résolution des phlegmasies chroniques et particulièrement des épanchements séreux, on doit tenir compte des dimensions des vésicatoires, de la force, de la durée de leur action vésicante, et surtout, du nombre d'applications qu'il est utile d'en faire.

Sans doute, ce point de thérapeutique a été élucidé avant moi, mais j'y reviens parce que je le crois de la plus grande importance. Telle affection qui résistera à une seule application de vésicatoire cèdera à une deuxième ou à une troisième, etc. En effet, le deuxième ou le troisième vésicatoire agira souvent plus que le premier, parce que l'épiderme aminci donne plus de prise à la vésication, l'afflux des huméurs devient alors plus considérable et le dégorgement des parties malades plus complet.

Dès que l'épiderme est renouvelé, on doit faire une autre application et continuer ainsi, à chaque renouvellement d'épiderme, jusqu'à parfaite résolution des parties engorgées, ou du liquide épanché. Dans ces cas-ci, les effets des vésicatoires volants sont admirables. Je pense que leur action ainsi comprise deviendra une arme encore plus puissante entre les mains des hommes de l'art. On se borne trop souvent à une seule application , et par ce motif on n'obtient pas les résultats que l'on pourrait espérer de plusieurs. On l'a dit avec raison, ce n'est pas le médicament qui fait tout, mais bien la manière d'en faire usage.

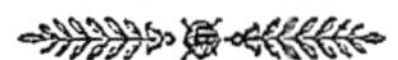

OBSERVATIONS DE MÉNINGITE.

EMPLOI DE L'EMPLATRE STIBIÉ. — GUÉRISON.

Comme beaucoup d'autres affections , la méningite chronique s'enveloppe de tant d'obscurité qu'elle peut échapper aux investigations d'un œil même très-exercé. Les maladies du cerveau et de ses dépendances sont souvent l'écueil de la médecine : aussi les hommes de l'art ne sauraient trop indiquer les signes qui les leur font reconnaître, et par quels moyens ils obtiennent des succès.

Je vais, pour mon compte, citer deux faits de méningite chronique des plus intéressants , terminée par la guérison.

1re *Observation.* — Marie Chesnon , du Petit-Saint-Paillé , commune de Saint-Symphorien-extrà, près Tours, âgée de 10 ans, éprouve pendant la visite que je lui fais le 14 avril 1839, des mouvements convulsifs qui ont quelque chose de spécial. Ce ne sont là ni les convulsions provoquées par un travail de dentition, ni celles dites épileptiformes, ni l'éclampsie que l'on voit souvent chez les enfants, ni les attaques de nerfs des femmes d'une constitution irritable, etc. Il y a ici quelque chose d'insolite qui doit frapper l'observateur et le conduire à certaines recherches sur les causes de cet état singulier. Le genre de convulsions dont la malade est affectée, et que nous appellerons crise, se renouvelle pendant notre visite, de cinq minutes en cinq minutes : les mouvements convulsifs s'exécutent de droite et de gauche avec une grande force et une grande rapidité. Ils durent environ une minute ; c'est surtout dans la tête et dans le tronc qu'ils se passent, puis par une contraction prononcée des muscles, l'une et l'autre parties sont renversées en arrière et restent quelque temps dans une roideur tétanique à laquelle succède un relâchement gradué des muscles. Marie Chesnon reprend alors connaissance, et tout rentre dans l'ordre. Pendant le temps des différentes crises qu'elle eut en ma présence, je l'observai attentivement ; et ne découvrant pas les caractères des affections nerveuses que je viens d'énumérer, je reportai ailleurs mes investigations.

Cette enfant était pâle, très-amaigrie ; l'expression de sa physionomie indiquait la souffrance ; son corps était brûlant, le pouls avait de la vitesse, la langue était un peu rouge à la pointe. Une phlegmasie chronique expliquerait bien, pensais-je, cet ensemble de symptômes. Où devais-je la chercher? Dans le crâne, dans les enveloppes du cervelet. A chaque crise, la tête de l'enfant se rejetait fortement en arrière. Ce mouvement m'avait porté à croire que la phlegmasie devait plus particulièrement exister dans les enveloppes du cervelet. Je ne voulus cependant pas formuler une opinion avant d'avoir remonté aux causes premières de cette maladie.

Marie Chesnon, six semaines avant de tomber dans un état si extraordinaire, avait été plongée (1er mars 1839), subitement et contre sa volonté, dans l'eau froide. La frayeur que lui causa un pareil acte de violence avait été grande ; ses parents conçurent des craintes sur les suites de la vive et pénible impression qu'elle en avait ressentie. Ils regardèrent donc ces craintes comme justifiées, lorsqu'un mois après (30 mars) apparut, sur le corps de leur enfant, une éruption de taches rouges que la fièvre et un mal de gorge accompagnaient. Cette éruption disparut plus vite que ne le fait celle de la scarlatine. Pourtant les symptômes de cette affection étaient manifestes, et la disparition rapide des taches m'expliqua leur répercussion sur les méninges du cervelet. Éclairé par ces antécédents, je ne balançai pas à attribuer à cette répercussion les mouvements convulsifs qui se déclarèrent quelque temps après. Mon opinion bien arrêtée sur ce point, je n'avais plus qu'à rechercher la meilleure médication à employer. Déjà l'enfant avait été traitée par plusieurs médecins, et les remèdes prescrits n'avaient produit aucun effet. Quoi qu'il en fût, en présence d'une maladie aussi grave et des difficultés qui semblaient s'opposer à la guérison, je ne me décourageai point ; j'eus recours aux moyens suivants (15 avril) : un très large emplâtre saupoudré de tartre stibié (4 grammes) est posé sur le sommet de la tête, de petits vésicatoires sont mis aux jambes ; tisanes adoucissantes. Trente-six heures n'étaient pas encore écoulées que Marie Chesnon se plaignait de douleurs intenses au cuir chevelu. — En même temps les mouvements convulsifs perdaient de leur fréquence, ils n'avaient plus lieu que d'heure en heure ; deux jours après l'application de l'emplâtre, ils avaient cessé. De temps à autre, l'enfant éprouvait encore un peu de roideur générale ; il s'en suivait, à la vérité, une perte de connaissance, mais en quelques secondes tout cela disparaissait.

Le quatrième jour (19 courant), de nombreuses et grosses pustules soulèvent un peu l'emplâtre, et déjà le pus coule abondamment. Un gramme de jalap en poudre est administré et provoque plusieurs selles, les vésicatoires sont supprimés.

Le huitième jour, plus de roideur, plus de perte de connaissance : Marie Chesnon jouit de toutes ses facultés, il ne lui reste que beaucoup de faiblesse et la souffrance occasionnée par les pustules, dont la suppuration deven ue

très abondante, ne se supprime qu'au bout d'un mois
(15 mai). A cette époque la jeune malade avait déjà
repris de l'embonpoint, elle était en pleine convalescence.
Elle jouissait d'un grand appétit. Le traitement avait commencé le 15 avril 1839, elle vint me remercier de sa
guérison, le 10 août suivant.

Réflexions. —Il arrive quelquefois que l'on attribue au
traitement ce qui est dû aux efforts de la nature ; mais
ici, en présence de médications variées, puissantes, auxquelles la maladie avait résisté, on ne peut s'empêcher
d'admettre l'action curative de l'emplâtre stibié. Cette action a été prompte ; en 48 heures est survenu un mieux
qu'on n'osait plus espérer. Il n'est pas possible de l'attribuer aux petits vésicatoires des jambes ; on ne peut
vraiment les regarder que comme des agents auxiliaires.
Le mérite de la cure repose donc sur l'emplâtre stibié. Les
effets de cet emplâtre sur le derme ne sont-ils pas autrement énergiques que ceux du vésicatoire, et bien plus
durables ? Ce ne sont pas seulement les couches superficielles du derme qui sont affectées, le derme lui-même
tout entier, le tissu cellulaire sous-jacent participent de
l'inflammation. Les pustules que le tartre stibié fait naître,
n'ont-elles pas la plus grande ressemblance avec des
furoncles. Multipliées, agglomérées, elles doivent avoir
une force d'attraction capable d'appeler un afflux considérable de liquides et d'humeurs dans les régions de la peau
qu'elles occupent. On conçoit qu'une dérivation de cette

nature puisse encore être d'une grande ressource dans certaines maladies, lors même que beaucoup d'autres remèdes ont échoué. Ainsi dans les phlegmasies de la poitrine, notamment dans les catarrhes chroniques, cette médication est souvent heureuse.

Enfin pour donner plus de poids à l'observation que je viens de citer, je vais en rapporter sommairement une autre, où l'emplâtre stibié, employé en désespoir de cause, a également eu un plein succès.

2ᵉ *Observation*. — Julie Grosbois, de Tours (rue Abrasé), âgée de 9 ans, d'un tempérament nerveux, d'une constitution faible, ressent, le 16 avril 1840, un violent mal de tête ; elle fait entendre des cris plaintifs, prolongés et souvent répétés. Ces cris ont quelque chose de caractéristique qui donne à penser qu'ils appartiennent à la méningite ; en effet, il suffit d'avoir entendu une fois les cris propres à cette affection pour ne plus s'y méprendre; Le pouls, au-dessous de son rhythme habituel, n'est qu'à 60 pulsations par minute. La peau est sèche, un peu brûlante, yeux caves, traits détirés, teint pâle, un peu plombé, agitation, insomnie, inappétence, vomissements fréquents, langue blanche au milieu, rouge à la pointe. Ces symptômes suffisent pour mettre sur la voie d'une affection cérébrale ; il n'y a pas à en douter. Pendant 3 jours consécutifs un traitement énergique et approprié est mis en usage. J'insiste particulièrement sur l'application des sangsues derrière les oreilles, sur le calomel, à doses réfractées, sur les vésicatoires aux jambes. Aucun résultat avantageux n'est produit par cette médication. Il était réservé à l'emplâtre stibié de dissiper le cruel mal de tête dont la continuation ne se révélait que trop par les cris répétés de l'enfant. Dès que deux emplâtres stibiés placés, l'un au sommet de la tête, l'autre à la nuque, eurent fait développer des pustules, il cessa pour ne plus revenir. Julie Grosbois n'accusa plus d'autre souffrance que celle qui provenait de l'inflammation du cuir chevelu et de la peau du cou. Les accidents cérébraux avaient complétement disparu.

Des ulcérations étendues succédèrent aux pustules, elles durèrent longtemps et déterminèrent des accès de fièvre, évidemment dus à la phlogose assez profonde des parties affectées et à la résorption d'un peu de pus. La cicatrisation fut longue à se faire, parce qu'une grande partie du derme avait été détruite. Il est donc important de tenir compte de la dimension des emplâtres, du lieu où on les applique, et de n'en faire usage que dans les cas extrêmes, puisque la cicatrice qui en résulte est indélébile, et que les poils ou les cheveux n'y repoussent pas.

Mon but, en décrivant ces deux observations, est d'ajouter aux faits contenus dans le Bulletin de Thérapeutique, où l'on trouve (tome 9, 1835), une note de M. L. Constant, sur l'emploi du moxa et du cautère, dans le traitement de l'encéphalite et de la méningite chez les enfants.

Cet auteur dit (pages 304, 305), : « L'emploi du moxa et

du cautère dans le traitement des maladies cérébrales, n'est pas nouveau. Le premier qui ait appelé l'attention des praticiens sur ce moyen thérapeutique est le docteur Trucy, de Marseille, qui consigna, il y a 20 ans environ, dans le *Journal de Médecine*, deux observations d'hydrocéphale idiopatique, où le cautère actuel fut employé avec succès à une période avancée de la maladie. A ces faits le docteur Valentin de Nancy en joint quelques nouveaux dans son traité sur l'*Ustion du crâne*. Plus tard Mongenot et Nysten, médecins à l'hôpital des enfants, firent également usage du moxa et du cautère. Smith, dans son traité de l'Hydrocéphale des enfants, publié à Londres en 1814, recommande la cautérisation du sinciput à l'aide d'une pommade caustique dont il renouvelait l'application toutes les douze heures, etc.

M. le docteur Dürr, médecin de Hall, vient de publier, dans les journaux allemands, un travail sur le même sujet; ce praticien se sert aussi du cautère potentiel, etc., etc. »

Si j'ai employé ici de préférence l'emplâtre stibié, c'est parce que j'en ai fait usage dans diverses maladies; c'est parce que j'ai l'habitude de son action et de ses effets, plus prompts chez les enfants dont la peau est très-fine, que chez les grandes personnes; c'est aussi parce qu'il n'a rien d'effrayant pour les parents, dont la tendre sollicitude s'oppose souvent à l'emploi de moyens qui leur inspirent de l'effroi, tels que le moxa, le cautère actuel, etc.

OBSERVATION

D'UN SPHACÈLE DE PLUS DES DEUX TIERS INFÉRIEURS DE LA JAMBE DROITE. — AMPUTATION. — GUÉRISON.

Burochin, demeurant près la Colonie de Mettray, âgé de 14 ans, est pris d'une angine vers la mi-avril 1842. Quelque temps après, il ressent des douleurs articulaires. On observe dans les parties affectées de la tuméfaction et de la rougeur qui disparaissent assez vite, et il leur succède un gonflement œdémateux des extrémités inférieures ; des vésicatoires y sont placés. On fait inutilement l'essai de plusieurs remèdes diurétiques : l'œdème augmente, il survient une anasarque générale.

Quelle avait pu être la cause première de ces accidents ? Probablement la scarlatine. Lors de l'apparition de l'angine, cette maladie régnait épidémiquement dans la localité ; il est donc présumable que la nature intime de cette angine tenait du principe scarlatineux, et que cette succession de phénomènes morbides en était la conséquence. Quant à la constitution du sujet, elle était bonne; jusque-là Burochin avait joui d'une santé parfaite. Du reste, il était assez fort et d'un tempérament sanguin.

Pour que ma narration fût plus explicite, j'avais besoin de faire connaître les symptômes par lesquels la maladie grave que je vais décrire avait débuté. Ces symptômes, loin de diminuer, allaient toujours en augmentant ; un accident de la plus grande gravité vint encore s'y joindre. Des deux vésicatoires mis aux jambes, l'un se couvrit d'une tache livide, brunâtre ; il se manifesta de la douleur à la jambe droite, dans ses deux tiers inférieurs ; le gonflement et la dureté des tissus compliquèrent l'œdème. La peau prit rapidement un aspect violacé, puis elle devint froide, insensible ; ce froid et cette insensibilité frappèrent de crainte l'homme de l'art qui, jusque-là, avait traité le jeune Burochin. Une consultation ayant été décidée, je fus invité à m'y trouver (7 mai 1842).

Le résultat de l'examen que je fis des parties malades, vint à l'appui des sinistres présages de la famille éplorée. Les symptômes, dont j'ai fait l'énumération, avaient acquis le plus haut degré d'intensité. Je n'eus qu'à constater un sphacèle des deux tiers inférieurs de la jambe. Je prescrivis les remèdes qui peuvent rappeler à la vie une partie frappée de stupeur ; — ceux aussi qui peuvent borner les progrès de la gangrène. Pendant trois jours de suite, je remarquai que celle-ci restait stationnaire ; mais, dans cet intervalle (10 courant), j'eus à lutter contre les autres accidents, qui avaient acquis un tel degré de gravité, que je ne pus m'empêcher de penser que la mort allait bientôt mettre fin à ce déplorable état de choses. Le pouls était d'une vitesse et d'une petitesse extrêmes : il y avait un épanchement de sérosité dans les cavités du péritoine et du péricarde, une tension douloureuse du ventre, une anxiété et une douleur précordiales très-fortes, une dyspnée si grande, qu'elle allait parfois jusqu'à faire craindre la suffocation ; enfin les lèvres étaient un peu cyanosées. Dans une pareille occurrence, j'eus recours à des diurétiques et à des dérivatifs énergiques. Peu à peu les symptômes s'amendèrent, et l'amélioration parut assez sensible après quelques jours de traitement (15 courant), pour faire concevoir des espérances de guérison.

Le sphacèle de la jambe, au contraire, devenait de plus en plus apparent ; déjà l'épiderme formait de larges phlyctènes, la sérosité qui s'en écoulait était jaunâtre, l'odeur caractéristique de la gangrène s'exhalait fortement ; tous les tissus, frappés de mortification, présentaient une teinte noirâtre ; ils commençaient à se ramollir ; une fonte putride générale était donc imminente. Pour la prévenir et donner au mal le temps d'arriver à des conditions favora-

bles à l'amputation, j'imaginai de momifier les parties gan-
grenées; j'eus recours, pour cela, à la solution Gannal.
(Chlorure de soude 120 grammes, alun, et nitrate de po-
tasse 60 grammes, eau bouillante 1 kilog.)

Par l'usage de cette solution, l'odeur gangréneuse se
dissipa presque aussitôt. L'on appliqua sur la jambe des compresses qui en furent souvent arrosées. Dès lors, les tissus
se raffermirent de manière à donner à la partie inférieure
du membre l'aspect d'une momie. Déjà un cercle inflammatoire s'était établi au point où la gangrène était bornée, un travail d'élimination commençait. Dans tout autre
circonstance, on eût pu penser que le moment de pratiquer l'amputation était arrivé. Quinze jours s'étaient
écoulés depuis ma première visite (23 courant), mais l'a-
nasarque, quoique diminuée, imbibait encore tous les
tissus, la fièvre existait toujours. Il y avait du mieux;
ce mieux offrait, il est vrai, des chances de guérison;
mais, eût-il été prudent de les compromettre par une amputation précipitée? Non, sans doute; c'était du moins mon
opinion. Comme elle pouvait être controversée, et que
sous ce rapport les auteurs ne sont pas d'accord, je la
soumis à MM. les docteurs Moreau et Anglada, qui la
partagèrent; l'opération fut donc différée. J'attendis, sans
négliger pourtant les moyens qui pouvaient remettre le
malade dans de meilleures conditions. Après dix-sept jours
de soins les plus assidus, il était dans l'état suivant : Expression de la physionomie assez bonne, pâleur de la

peau, légère bouffissure du visage ; le liquide que contenait l'abdomen a presque entièrement disparu : les parois en sont encore infiltrées. Le membre pelvien gauche est sans œdème, il en reste toujours au droit. La
respiration est normale. Le matin, le pouls a peu de fréquence, le soir il est fébrile. Depuis quelques jours la
faim se prononce, elle a besoin d'être satisfaite ; le travail
éliminatoire a opéré une séparation complète des parties
vivantes et des parties mortes. La ligne de démarcation a,
dans certains endroits, au moins trois centimètres ; le tibia
et le péroné y sont à découvert ; on aperçoit aussi les artères et les nerfs. La résorption des liquides de mauvaise
nature que l'on avait redoutée dans le principe, n'est plus
à craindre aujourd'hui ; mais la fièvre hectique et l'épuisement dans lesquels la suppuration allait faire tomber le
malade, ne permettent pas, ce me semble, de reculer
davantage l'époque de l'opération. C'est pourquoi je me
rends auprès du malade, avec le docteur Anglada et deux
autres hommes de l'art, MM. Vincent et Desmoulins.
Après avoir délibéré sur l'opportunité de l'opération, et
étant unanimes sur les graves inconvénients qu'il y
aurait à la retarder, nous nous décidons à la pratiquer
sur-le-champ (10 juin 1842).

Toutes mes dispositions étaient faites à l'avance. Avec
l'assistance de ces Messieurs, je procédai immédiatement
à l'amputation, suivant la méthode circulaire. En trois

minutes et demie , la jambe tomba [1] ; il ne coula que très-
peu de sang veineux. Une particularité qui mérite d'être
signalée , c'est qu'il n'y eut pas de jet de sang artériel.
L'aide qui avait bien voulu se charger de la compression,
la cessa ; le résultat fut le même ; point de jet artériel.
Je l'attendis vainement. Je fus obligé de chercher l'artère tibiale à travers les rameaux du nerf qui l'ac-
compagne. Son calibre me parut rétréci. Dans la ligature que j'en fis , j'apportai le plus grand soin à ne pas
lier ce nerf [2]. La tibiale antérieure et la peronière échap-
pèrent à nos recherches réitérées. Cette absence d'hémorragie mérite d'être notée. Quelles pouvaient en être

[1] Cette jambe , remarquable par son état de momification , a été déposée au cabinet d'anatomie pathologique de l'École préparatoire de médecine de Tours.

[2] En 1823 , étant premier interne à l'hôpital-général de Tours , je fis
l'amputation de la jambe droite du sieur Roi, garçon boucher , placé au
n° 18 de la salle n° 12. M. ***, chirurgien-adjoint , comprit par mégarde ,
dans la ligature , le nerf et l'artère tibiale. Des accidents graves se déclarèrent peu de temps après. A une vive douleur se joignirent des soubre-
sauts dans le moignon , une fièvre intense , du délire. Lorsque la plaie
suppura, elle fournit un pus ichoreux ; ces symptômes se dissipèrent assez
promptement, la guérison en fut à peine retardée. Cependant, on a vu
quelquefois ceux-ci devenir si intenses , qu'on doit tenir compte de leur
gravité, et éviter soigneusement la ligature des nerfs : les auteurs s'expliquent trop positivement à ce sujet pour que j'en dise davantage.

Les médecins, les chirurgiens de l'établissement et les étudiants, au
nombre desquels se trouvait M. Trousseau , à présent professeur à la
Faculté de médecine de Paris, assistaient à cette amputation..

les causes ? L'air, en frappant subitement les parois des vaisseaux, les avait-il tellement crispées, qu'une suspension prolongée de l'hémorragie en ait été la conséquence ? ou, plutôt, l'inflammation qui s'était déclarée dans les tissus vivants, avait-elle atteint les artères ? ou, enfin, une artérite primitive, en déterminant l'oblitération de toutes les artères de la jambe, n'avait-elle pas été l'origine des accidents inflammatoires et du sphacèle ? Ici la question est complexe et difficile à résoudre. Voici mon opinion à ce sujet : l'absence d'hémorragie m'a paru venir de l'oblitération des artères, et celle-ci, de l'inflammation qui avait affecté les tissus vivants pour les séparer de ceux qui étaient gangrenés.

Après avoir cessé la compression, j'ai suspendu le pansement pendant une demi-heure, parce que je redoutais une perte de sang. Cette crainte s'explique tout naturellement : j'avais amputé à six centimètres au-dessus de la ligne de séparation établie par la nature, afin d'avoir un lambeau plus régulier et d'obtenir la réunion par première intention ; je ne pouvais me reposer sur l'adhésion des parois des vaisseaux à ce point un peu éloigné du centre de l'inflammation ; je devais donc me défier d'une hémorragie. Cependant elle n'a point eu lieu, et par là l'oblitération des artères s'est trouvée démontrée.

Enfin, du moment où je fus persuadé de cette disposition, je procédai au pansement ; j'eus recours à la réunion immédiate, au moyen de bandelettes agglutinatives ; puis, après avoir pris toutes les précautions indiquées en pareil cas, mes confrères et moi, nous quittâmes le malade.

Le premier appareil fut levé au bout de quatre jours (14 juin). Il n'y eut pas d'écoulement de sang et peu de suppuration ; au 2ᵉ pansement (6ᵉ jour de l'opération), la réunion immédiate me parut établie dans tous les points, sauf dans le voisinage des ligatures, qui tombèrent le 8ᵉ jour de l'opération. A chaque pansement, il s'écoulait, de l'endroit où elles étaient placées, un peu de pus ; là, seulement l'appareil en était taché. Le 12ᵉ jour, l'appétit commence à se manifester ; la bouffissure du visage, l'œdème des extrémités ont entièrement disparu. La fièvre a beaucoup diminué, l'état du malade est très-satisfaisant. Chaque jour il prend un peu plus de nourriture ; on le met pendant quelques heures dans la cour sur un coussin. Enfin le 20ᵉ jour (2 juillet), la guérison est complète, et la cicatrice est solide. Il reste au jeune Burochin beaucoup de faiblesse et de maigreur, mais il a une faim dévorante. Deux mois après l'opération (10 août), il jouit de la plénitude de la santé, et marche lestement avec des béquilles.

Réflexions. — La manière dont la nature a procédé dans ce cas doit suggérer de sérieuses réflexions ; elle démontre combien on doit être circonspect dans l'application de certains agents thérapeutiques. Cependant je ne pense pas que l'on puisse attribuer à la seule action irritante du vésicatoire appliqué à la jambe, dont l'emploi est journalier, les graves accidents qui ont nécessité l'amputation; c'est plutôt dans une altération des liquides, que l'on doit en trouver la cause et reconnaître que le principe délétère, résultat de cette ulcération, répandu d'abord dans toute l'économie et ensuite attiré sur un seul point, s'y est concentré et s'est éteint dans la mortification des tissus qu'il avait produite. C'est l'éloignement de ce principe, des organes essentiels à la vie, c'est son extinction dans les tissus mortifiés, qui ont probablement garanti les premiers de la désorganisation qui les menaçait. Quant à l'existence d'une artérite primitive, les raisons énoncées ci-dessus me forcent à n'y pas croire. Il y a bien eu une artérite ; mais elle m'a paru être secondaire et la conséquence de l'inflammation éliminatoire.

OBSERVATION

D'UN ABCÈS FISTULEUX SITUÉ DANS LA FOSSE ILIAQUE DROITE.
INJECTIONS RÉITÉRÉES. — GUÉRISON.

Dans ma thèse inaugurale *, j'ai fait ressortir les avantages que l'on pouvait retirer des injections à certaine période de l'érysipèle phlegmoneux, par exemple, lorsqu'il y a formation de pus, écoulement d'ichor et décollement de la peau. Ces avantages m'ont été confirmés depuis dans plusieurs autres cas d'érysipèle phlegmoneux ; ainsi il me

* Le *Journal des Connaissances médico-chirurgicales* en a donné un extrait, page 197, 3ᵉ année, 1835-1836.

paraît bien démontré que des injections toniques détersives, et surtout celles avec le chlorure de soude, sont d'un grand secours du moment où il existe des clapiers purulents, profondément situés, et susceptibles d'entretenir l'inflammation et par suite de déterminer la gangrène de la peau. J'ai dit aussi, à la fin de ma thèse, que les injections pouvaient convenir dans d'autres affections où l'on négligeait trop souvent d'en faire usage. Je vais aujourd'hui citer, à l'appui de cette dernière opinion, une observation fort remarquable où les injections ont réussi, lorsqu'une infinité d'autres moyens avaient échoué.

Julie Autreux, de Saint-Cyr, agée de 16 ans, portait dans le flanc droit une tumeur qui paraissait avoir particulièrement son siége dans la fosse iliaque. Elle avait une ouverture fistuleuse, située au-dessus de la crète de l'os des isles et près l'apophyse transverse de l'avant-dernière vertèbre lombaire. Cette ouverture laissait suinter continuellement une sérosité purulente. A son aspect, on aurait pu supposer la carie d'une vertèbre ; mais le liquide était inodore, et l'embonpoint de la jeune malade témoignait d'ailleurs du contraire ; la cause de ce mal venait d'un coup très-violent reçu dans le côté, et contre les suites fâcheuses duquel elle n'avait opposé d'abord aucun remède. Quinze jours après l'accident (10 mars 1841), elle sentit dans ce point se développer une tumeur ; elle eut d'abord recours à quelques médications insignifiantes. La tumeur augmenta, devint volumineuse et finit, au bout de trois

mois , par abcéder. Elle était indolente , peu douloureuse.
Il en sortit d'abord du pus , mais il fut bientôt remplacé
par la sérosité purulente dont nous avons parlé. La prolongation de son écoulement finit par donner de l'inquiétude.
Ce fut alors (19 septembre 1841) que l'on vint me consulter. Je palpai la tumeur; j'introduisis un stylet dans la poche
qui la formait ; il ne s'arrêta qu'à la profondeur de neuf centimètres environ. Pendant longtemps j'employai, pour faire
résoudre, disparaître cette tumeur, un assez grand nombre
de remèdes , sans aucun résultat. La profondeur du foyer
de l'abcès où l'instrument ne peut guère pénétrer sans danger , m'empêcha d'avoir recours à une opération et me
suggéra la pensée d'user des injections. Elles furent répétées six fois de suite avec l'eau végéto-minérale. A la
première injection, faite le 1er juin 1842 , le liquide ressor-
tit sans aucun mélange d'impuretés : le deuxième jour,
elles furent poussées avec force et entraînèrent au dehors
une infinité de flocons de pus concret ; le troisième et le
quatrième jour, il en sortit encore, mais beaucoup moins ;
le cinquième et les suivants, il n'en sortit plus. Dans l'intervalle des injections, il s'écoula de la sérosité jaunâtre.
La tumeur , qui était très apparente, diminua d'une manière sensible : le onzième jour, l'écoulement de sérosité
avait cessé. La cicatrisation de l'ouverture fistuleuse s'effectuait. Le quinzième jour, elle était complète. J'ai revu
depuis la jeune personne plusieurs fois ; la dernière fois

(15 juillet 1843) j'ai palpé le flanc droit, je n'y ai plus retrouvé de tumeur, elle était résolue.

Réflexions. — Quand il y a du danger à porter le bistouri dans un abcès fistuleux situé profondément; quand le malade d'ailleurs oppose une résistance invincible à son emploi; quand enfin les topiques ne peuvent rien sur le mal, il faut alors user des injections; faites avec des substances appropriées à sa nature, elles seront d'une grande ressource. D'après les bons effets que j'en ai obtenus, je ne crains pas de dire que, dans beaucoup de cas, elles pourraient, lorsqu'il existe une fistule, précéder l'usage des instruments tranchants et être associées de prime abord aux topiques; on ne saurait trop les recommander, et les praticiens devraient signaler avec empressement les succès qu'elles leur procurent. Elles méritent, ce me semble, d'être rangées parmi les moyens héroïques que la science possède, et dont le nombre est encore trop restreint.

UTILITÉ DE LA COMPRESSION

POUR ARRÊTER LES PROGRÈS DE L'ERYSIPÈLE QUI SURVIENT A
LA SUITE DES MOUCHETURES PRATIQUÉES SUR LES MEMBRES.

Les résultats que l'on obtient en général par l'emploi
des mouchetures, sont trop subits et trop utiles pour que
l'on ne soit pas tenté d'y avoir recours toutes les fois que
l'on n'a plus rien à espérer des moyens ordinaires. Non-
seulement la sérosité qui s'en écoule procure le dégorgement des parties infiltrées, mais encore la guérison de la
maladie s'ensuit assez souvent. Aussi n'attendrait-on pas
le moment extrême pour les pratiquer, si l'on n'avait à
redouter un accident de la plus grande gravité, c'est-à-

dire l'érysipèle gangreneux qui arrive souvent à leur suite. C'est une complication qui a fait regretter parfois de les avoir employées, et qui explique la circonspection des médecins dans ces circonstances.

Pourtant, il est des occasions où il n'y a pas d'alternative, où, quelles que soient les craintes qu'elles inspirent, il faut se décider à cette espèce d'opération. Beaucoup de praticiens ont dû se trouver dans ce cas. Pour moi, témoin de plus d'un exemple fâcheux dû aux mouchetures, j'ai recherché parmi les moyens connus le plus propre à prévenir les suites de ce redoutable accident. Je donne la préférence à la compression. C'est dans les deux cas suivants que j'ai eu le plus à m'en louer.

1er *Cas.*—Madame Miraut, rue de la Monnaie, à Tours, âgée de 39 ans, d'une faible constitution, est depuis longtemps atteinte de palpitations produites par un commencement d'hypertrophie du cœur. Elle accouche le 14 novembre 1836 ; dix jours après se développe une anasarque générale. L'œdème des extrémités inférieures est très-prononcé, et, nonobstant la médication suivie avec exactitude, des crevasses sont sur le point de s'y faire. Les mouchetures sont alors proposées, acceptées et pratiquées sur les côtés des jambes. Elles amènent un dégorgement complet des parties infiltrées. Il en résulte un grand soulagement. Cependant les petites plaies des mouchetures ne tardèrent pas à s'envenimer. Il se déclare une fièvre intense, précédée d'un frisson qui dure plusieurs heures, et la rougeur, la tension et la douleur des jambes sont le prélude d'un violent érysipèle. Pour en prévenir les suites funestes, je pose aussitôt sur les membres inférieurs deux bandes dont les circuits commencent aux orteils et finissent au-dessus du genou. Je les ôte au bout de vingt-quatre heures : je remarque alors un grand mieux. Le gonflement, la fièvre avaient singulièrement diminué. Les bandes sont néanmoins réappliquées les jours suivants. Le quatrième, il ne reste pas trace d'érysipèle. Peu de temps après, l'anasarque avait aussi disparu.

2me *Cas.* — Le sieur Judes, journalier, demeurant à Tours, près le ruau Sainte-Anne, âgé de 42 ans, d'un tempérament lymphatique, a présenté, à deux fois différentes, dans le cours d'une hydropisie générale, des sypmptômes d'érysipèle diffus, survenus à la suite de moucheture, et deux fois la compression, exercée *dès le début,* les a dissipés. Dans la prévision du développement de l'érysipèle, j'avais eu soin, afin de n'occasionner aucun retard dans l'emploi de la compression, de faire confectionner à l'avance deux bandes, et j'avais montré à la femme Judes la manière de les appliquer, en attendant mon arrivée.

Réflexions. — Quand on considère les effets rapides et salutaires de la compression dans les deux cas qui précèdent, on doit être convaincu que les éloges qui lui ont été donnés ne sont pas au-dessus de la vérité.

Assurément, la compression est un excellent moyen pour arrêter les progrès de ce genre d'érysipèle qui tend essentiellement à la gangrène. L'on ne saurait trop répéter que ses effets sont d'autant plus efficaces et plus sûrs, qu'elle est mise en usage dès l'apparition du mal. Il est donc facile ici de remplir une pareille indication, puisque l'on peut prévoir les suites fâcheuses qui résultent parfois de l'emploi des mouchetures.

Je pense que c'est la meilleure médication à employer dès le principe. Elle est à la première période de cette affection ce qu'à mon avis, les injections toniques et détersives sont à la dernière période. Si l'une peut prévenir les accidents, l'autre peut, lorsque toutes les ressources de l'art sont épuisées, obvier aux graves désordres qui existent et procurer encore la guérison.

MÉMOIRE

SUR LA RÉUNION IMMÉDIATE DANS CERTAINES PLAIES HERNIAIRES *.

De toutes les opérations chirurgicales la *kélotomie* est une des plus importantes. Elle exige une connaissance exacte des parties lésées, de la précision dans le diagnos-

---

* J'ai adressé ce Mémoire à la Société médicale de Tours, en 1836, afin d'en obtenir le titre de membre résidant. Intercallé dans un long rapport, il ne fut imprimé qu'en partie. Depuis, d'autres observations sont venues confirmer les faits que j'avais avancés. J'ai pensé que ces faits ne devaient pas rester ignorés, et qu'ils pouvaient tout naturellement trouver place ici. En livrant ce Mémoire à l'impression, j'ai donc soin d'y ajouter les nouvelles observations que j'ai recueillies et les réflexions que le temps m'a suggérées.

Si ma propre expérience m'avait démontré l'efficacité du mode de

tic , du sang-froid , beaucoup de sûreté et d'habileté dans la main. Mais ces qualités ne suffisent pas. Pour atteindre le but , pour arriver à la guérison , il est un point qui mérite tous les soins , toute l'attention de l'opérateur , c'est le pansement, *c'est surtout la méthode de panser.* Cette méthode a varié suivant les temps et les auteurs qui ont traité des hernies.

Franco Paré et plusieurs autres pratiquaient la réunion immédiate *au moyen de la suture.* Cette manière d'agir n'était pas sans danger , attendu la violence de l'inflamma-tion et les autres accidents qui en pouvaient être la suite : d'ailleurs, l'introduction de plusieurs aiguilles dans les chairs n'est pas sans exciter de la douleur. C'est en quel-que sorte pour le malade, une seconde opération à la-

pansement que j'ai signalé , je la trouverais dans le *Traité pratique de la Réunion immédiate,* de M. Serre, professeur de clinique chirurgicale à la Faculté de Médecine de Montpellier; traité qui n'a paru que *posté-rieurement,* en 1837. Cet auteur ne manque pas de faire ressortir les avantages de ce genre de réunion dans les plaies herniaires. Il cite même à l'appui de son opinion les observations de plusieurs de ses confrères, d'où j'infère que s'il eût connu celles que j'ai consignées dans ce travail il s'en fût servi dans le même but.

Je crois cependant utile de faire remarquer que le mode de pansement indiqué par M. Serre diffère de celui auquel j'ai recours, en ce que cet auteur préconise surtout la suture, tandis que je me sers de bandelettes d'emplâtre agglutinatif. Je les trouve suffisantes pour tenir rapprochées des por-tions de peau aussi lâches et aussi extensibles que le sont celles de l'aine ou du scrotum , et elles me paraissent préférables pour des raisons que je vais exposer tout à l'heure.

quelle on ne doit se décider que lorsque on ne peut mieux faire. Aussi Saviardet et Jean-Louis Petit lui substituèrent-ils un autre mode de pansement qui consistait à placer une tente de charpie ou tampon dans la plaie.

De nos jours les Anglais sont encore partisans de la réunion immédiate.

En France ces méthodes sont, à quelques exceptions près, abandonnées et remplacées par le mode de pansement qui consiste à laisser la plaie ouverte et à appliquer dessus un linge fenestré, enduit de cérat et recouvert de plumasseaux de charpie, de compresses longuettes, etc. L'air pénètre la plaie, les pièces d'appareil la touchent, et y produisent une irritation suffisante pour amener l'inflammation adhésive du sac et son oblitération complète.

Sans doute en réfléchissant aux avantages et aux inconvénients de ces diverses méthodes, on n'hésitera pas à suivre celle des chirurgiens français de notre époque. Cependant, si l'on veut bien tenir compte des bons résultats de la réunion par première intention, *pratiquée seulement au moyen de bandelettes agglutinatives*, résultats indiqués dans les six premières observations qui suivent, on s'empressera de l'adopter toutes les fois :

1º Que l'opération aura été faite de bonne heure ;

2º Que les tissus auront été peu dilacérés, ou que la section en aura été simple et nette ;

3º Que le sujet sera d'une bonne constitution ; que l'inflammation n'aura pas été assez violente pour faire craindre la gangrène, soit de l'intestin, soit du sac ;

4° Que le sac ne sera ni dur, ni ancien, ni épais ; que sa dissection n'aura pas été laborieuse, et qu'il n'aura pas contracté de trop fortes adhérences avec les parties contenues dans sa cavité ;

5° Que les parties réduites n'auront pas une tendance extrême à ressortir ;

6° Que l'on n'aura pas abusé du taxis, au point de contondre fortement la peau et les parties sous-jacentes, etc., etc.

On pourra donc favoriser l'adhésion la plus prompte, lorsque le malade se trouvera dans des conditions convenables. Elles se rencontreront souvent si le chirurgien sait prendre vite un parti décisif. Plus on attend pour opérer, et moins on a de chances de réussir. N'est-ce pas à des retards prolongés que le célèbre Desaulx a dû ses insuccès [*] ?

Au reste, les ouvrages les plus estimés [**] sur cette branche de l'art de guérir prouvent assez la valeur de ma proposition.

Les raisons qui militent le plus en faveur de la réunion immédiate sont la rapidité de la guérison et l'assurance

[*] *Nosographie chirurgicale* de Richerand, page 384, tome 3.
[**] Dupuitren, *Clinique Chirurgicale.* — Jobert de Lamballe, *Traité des maladies chirurgicales du canal intestinal.* — Roche et Samson, *Nouveaux Eléments de pathologie médico-chirurgicale.* — Serre, *Traité de la réunion immédiate*, etc.

d'éviter par là les accidents susceptibles de compliquer les plaies en général, et surtout celles qui communiquent avec les grandes cavités splanchniques.

On a vu la péritonite, le tétanos, des fièvres de résorption, etc., enlever des individus affectés de plaies herniaires, quoique l'opération eût été bien faite, et les soins assidus et convenables.

Boyer et Sanson pensent que, pour obtenir l'adhésion des parois du sac, il faut laisser la plaie suppurer ; ils sont même d'avis que cette adhésion n'a pas lieu par l'emploi de la réunion immédiate. Une pareille opinion perdra sans doute de son importance, quand on considèrera qu'il est, en général, nécessaire de resequer les lambeaux du sac, et toujours prudent de porter, après la guérison, un bandage capable de prévenir de nouveaux accidents.

Il faut ajouter à cela que la cicatrice par réunion secondaire est plus large, plus faible que celle par réunion immédiate qui ne laisse qu'une petite trace à peine sensible, et sur laquelle frotte le bandage sans occasionner d'excoriations, comme il peut arriver dans les cicatrices des réunions secondaires.

D'ailleurs, dans les opérations de hernies exemptes de complications, l'incision du sac, et particulièrement l'excision de ses lambeaux, l'action de l'air, le frottement des doigts sur ses parois, le débridement, sont bien capables de l'enflammer et de l'oblitérer.

Dans la méthode de pansement dont je fais usage depuis 1832, je tiens les bords de la plaie, je le répète, rapprochés au moyen de bandelettes de sparadrap agglutinatif; et, pour avoir des chairs plus propres à s'agglutiner, je reseque les lambeaux du sac herniaire. Par là, j'évite une suppuration que leur présence occasionne le plus ordinairement. *J'ai toujours aussi la précaution de ne pas réunir l'angle inférieur de la plaie, et d'y placer une petite tente de charpie,* dans la prévision d'un abcès, par exemple, qui, comme on sait, peut venir compliquer la plaie la plus simple ; de la sorte, je suis en mesure de remédier aux complications dont parle le docteur Bourgery, dans son traité de médecine opératoire, page 131, tome 6e, lequel n'a paru qu'en 1837, un an au moins après la publication de ce travail ; voici comment cet auteur s'exprime : « Il y a des opérateurs qui, dans le but d'obtenir une réunion immédiate, affrontent les lèvres de la plaie au moyen de bandelettes agglutinatives, ou de la suture. Cette conduite, *avantageuse* dans les cas où l'opération a été simple et promptement terminée, ou, en d'autres termes, lorsque le fond de la plaie n'a pas été en quelque sorte tourmenté, expose parfois le malade à une suppuration profonde ou à un abcès qui peut devenir la source d'accidents. »

La précaution que j'ai de ne pas réunir l'angle inférieur de la plaie et d'y poser une tente de charpie est donc d'une grande importance, elle m'a toujours paru telle ; car, s'il survenait une collection de pus, et si l'on en craignait l'épanchement dans la cavité abdominale, on pourrait en favoriser la sortie, à l'aide d'un stylet boutonné. Au reste, un accident de cette nature sera bien rare, si l'on n'a recours à la réunion immédiate que dans les cas précités, c'est-à-dire dans les cas simples.

Enfin, je n'ai jamais manqué de poser des compresses graduées sur le centre de l'anneau inguinal, dans le double but d'empêcher, par une compression méthodique, la sortie de l'intestin ou de l'épiploon et de permettre l'adhésion de cet anneau fibreux avec les tissus ambiants.

Des observations ci-après découlent les considérations dans lesquelles je suis entré. Il résulte de ces considérations que le grand parti que la chirurgie tire de la réunion immédiate dans les plaies simples et récentes trouvera son application dans les plaies herniaires, quand il ne se présentera pas de contre-indications; que l'usage de la *suture* doit être remplacé par celui des *bandelettes agglutinatives*, dont l'innocuité connue ne s'est jamais démentie entre mes mains; et que le mode de pansement que je propose pourrait convenir dans beaucoup plus de cas que ceux désignés; mais la prudence ne me permet pas de proposer des règles plus nombreuses. Je laisse aux praticiens le soin d'étendre ce mode de pansement à tous les cas où ils jugeront à propos de l'employer, c'est-à-dire toutes les fois que la connaissance de l'état du sujet et des parties lésées indiqueront la possibilité de le faire sans danger.

J'ai choisi les observations suivantes parmi d'autres où

je n'avais pas cru devoir employer la réunion immédiate.

Le point de comparaison que j'ai été à même d'établir, entre le mode de pansement de chacune d'elles, est tout à l'avantage de cette réunion.

La guérison rapide, due à ma méthode, à une fois pro-procuré une surprise et une satisfaction bien grandes à M. Herpin père, ancien chirurgien en chef de l'hôpital-général de Tours, qui avait bien voulu m'assister dans l'opération du sieur Preteseille, sujet de la première observation. Ce fait est toujours présent à ma mémoire. Je me plais à citer le témoignage de cet honorable confrère, il ne peut que prouver la vérité de mes assertions.

1re OBSERVATION. — *Hernie inguinale étranglée.*

OPÉRATION.

Le sieur Preteseille, jardinier, âgé de 43 ans, de petite stature et de bonne constitution, est pris d'un étranglement herniaire par suite d'efforts faits en tirant de l'eau.

Depuis trois ans, cet homme portait un bubonocèle du côté droit, qui paraissait et disparaissait, sans qu'il en fût autrement incommodé, sans qu'il eût jamais pris aucune précaution pour le contenir. Ce manque de précaution finit par lui devenir funeste ; la hernie sortie ne put rentrer. Les tentatives de réduction échouèrent. Prete-seille, vaincu par de violentes coliques et des vomissements réitérés, consentit à l'opération. Le ventre était météorisé, endolori ; il y avait suppression d'évacuations alvines ; le pouls était fort, mais non fébrile ; la tumeur, du volume d'un gros œuf, était douloureuse, dure, tendue, renitente.

Les saignées, les bains, les cataplasmes émolliens, les frictions sur la tumeur, les lavements, le taxis ayant été essayés sans succès, je procédai à l'opération, en présence de M. le docteur Herpin père, le 1er mai 1834, trente-six heures après le développement des accidents.

Toutes les pièces d'appareil étant disposées, le malade fut placé sur un lit, en face d'une croisée. La peau ayant été incisée dans l'étendue de 12 centimètres sur la tumeur herniaire, je coupai, en dédolant couche par couche le tissu cellulaire, le sac lui-même, que j'ouvris. Il en sortit deux cuillerées de sérosité de couleur citrine, inodore. J'agrandis l'ouverture en haut et en bas, et je trouvai une portion d'intestin grêle, longue d'environ 9 centimètres. Elle était rose, phlogosée. Je débridai l'anneau inguinal. J'attirai ensuite l'intestin en dehors. Il en sortit assez pour me faire reconnaître que non-seulement il n'y avait pas gangrène, mais encore que l'inflammation n'était pas violente : je réduisis cet intestin sans difficulté. Il n'y eut point d'hémorragie, point d'artères à lier, conditions très-favorables pour la réunion immédiate. Je la fis de la manière suivante.

Réunion des bords de la plaie.

Les bords de la plaie sont mis en contact, et les tissus sont réunis entre eux. Des bandelettes agglutinatives maintiennent ces parties ainsi rapprochées. Nul écartement, excepté à l'angle inférieur de la plaie dans lequel se trouve une petite tente de charpie, pour permettre au pus de s'écouler, s'il s'en formait ; puis, des compresses graduées très-épaisses sont posées sur le centre de l'anneau inguinal, et, par dessus, des gâteaux de charpie, des compresses longuettes et un bandage triangulaire.

Le quatrième jour, au lever de l'appareil, l'adhésion des bords de la plaie avait lieu jusqu'à l'angle inférieur où la mèche de charpie n'avait pas permis qu'elle se fît. Le malade n'avait pas éprouvé de fièvre, il avait conservé le sommeil et l'appétit : il était bien. Le huitième jour, la cicatrisation de l'angle inférieur était complète ; il chargea ce jour-là même sur ses épaules un lourd fardeau, qu'il porta des environs de l'hôpital au marché aux légumes ; aucun accident n'est résulté de cette grave imprudence. Préteseille est radicalement guéri.

2ᵉ Observation. — *Hernie inguinale étranglée.*

OPÉRATION.

Le sieur Bordier, de la commune de Saint-Cyr-sur-Loire, âgé de soixante-dix-neuf ans, vieillard vif et bien portant, sentit, après un effort, une tumeur se développer à la partie supérieure du scrotum. Dès son apparition, il éprouva des nausées, des éructations, puis des vomissements. Cette tumeur, douloureuse, dure, rénitente, était d'un gros volume. Il y avait constipation ; le ventre était tendu, tympanisé. A la visite que je fis le 12 août 1832, je reconnus facilement un étranglement herniaire inguinal ; il durait depuis quarante-huit heures. La souffrance du malade était grande, aussi se soumit-il à toutes les tentatives de réduction ; celles-ci ayant été infructueuses, il se décida à l'opération. La famille insista même pour qu'elle fût faite sur-le-champ. J'y consentis ; mais je n'en dissimulai point la gravité et les fâcheux résultats qu'elle pouvait avoir. Il y avait petitesse de pouls, anxiété, prostration. Il était dix heures du soir, je fus obligé de me servir de la lumière artificielle, bien moins favorable *en pareil cas que celle du jour.*

Tout étant préparé, j'incisai la peau, puis je disséquai avec lenteur et ménagement jusqu'au sac, dont je fis l'ouverture. Il en sortit six cuillerées de sérosité limpide, de bonne qualité. Au moyen du bistouri boutonné, j'agrandis cette ouverture. Je vis alors une portion d'intestin grêle, de quarante-cinq à cinquante millimètres, d'un aspect violacé. Je débridai, et fis sortir un peu d'intestin. Il présentait une forte injection vasculaire, une grande phlogose; mais il était lisse, poli, distendu par des gaz, contractile : rien n'indiquait la gangrène, ni la tendance à cette fâcheuse terminaison. La réduction se fit avec facilité; il avait peu coulé de sang; une seule ligature fut posée : je me décidai à réunir par première intention. Même pansement que celui décrit dans l'observation précédente.

L'appareil est levé le quatrième jour. Plus des trois quarts supérieurs de la plaie étaient réunis; en peu de temps le reste se cicatrisa. On pouvait considérer la guérison comme accompli, lorsque le malade s'avisa d'arracher la petite ligature. Il y eut, avant mon arrivée auprès de lui, une hémorragie assez considérable pour compromettre son existence. Du reste, il m'a suffi de poser un morceau d'agaric sur le point d'où coulait le sang, pour l'arrêter. Sans des fièvres intermittentes provoquées, sans doute, par l'hémorragie, et qui durèrent peu, il n'eût pas fallu plus de huit jours pour rappeler ce vieillard à la santé, et le rendre à ses habitudes.

3ᵉ Observation. — *Hernie inguinale étranglée.*

OPÉRATION.

Le sieur Arrault, maître maçon, fait un effort; à l'instant même une tumeur de la grosseur du poing se manifeste au bas-ventre. Sa situation entre les piliers de l'anneau inguinal droit, sa dureté, sa rénitence, les douleurs dont elle est le siége, le gonflement du ventre à travers lequel on sent les bosselures des intestins distendus par des gaz qui n'avaient pas d'issue par le bas, des coliques, des vomissements ne laissent aucun doute sur la nature de cette tumeur. L'existence d'une oschéocèle avec étranglement est facile à constater. Cet étranglement ne céda qu'au débridement fait au bout de vingt-quatre heures (9 juillet 1834). L'opération ne fut pas laborieuse, elle ne présenta rien de particulier. Les chances pour la réunion immédiate étaient des plus favorables; aussi fut-elle employée avec succès. En peu de jours la guérison était complète.

4e Observation. — *Hernie inguinale étranglée.*

OPÉRATION.

Le sieur Dessaché, closier aux fontaines de Saint-Avertin, près Tours, est d'une forte complexion ; en faisant un effort pour aller à la selle, il ressent une vive douleur dans l'aine droite ; il y porte la main et touche une tumeur volumineuse s'étendant jusque dans le scrotum ; aussitôt il réclame les secours du médecin de la localité. Le docteur Lovote s'empresse de venir, et reconnaît une hernie inguinale. Pendant vingt-quatre heures, il essaie, par les moyens les plus convenables, de la faire rentrer. Vaine tentative, l'étranglement résiste même aux efforts réitérés du taxis. Les accidents s'aggravent ; une forte douleur existe dans l'aine droite. La colique est permanente, des vomissements de matière stercorale se renouvellent fréquemment, le pouls est petit, il y a prostration générale. Tout retard à pratiquer la kélotomie ne peut qu'accroître le danger. Le docteur Lovote juge que l'opération est pressante. Il invite les parents du malade à lui adjoindre un confrère. Je suis désigné pour la consultation et pour faire l'opération. Après avoir visité le malade et en avoir reconnu l'urgence, je me mets en devoir de la pratiquer (4 juin 1841). La tumeur était volumineuse, elle dépassait de beaucoup la grosseur du poing d'un adulte. Je fus obligé de faire une longue incision (douze centimètres); un jet de sang s'échappe d'une artériole assez forte. La ligature en est faite aussitôt. Je dissèque avec précaution les tissus sous-jacents, j'arrive promptement au sac; il est ouvert dans toute son étendue. Une anse d'intestin de cinq centimètres d'étendue s'offre à nos regards. L'injection vasculaire en est très-prononcée et lui donne une couleur brune ; examiné avec attention avant et après le débridement de l'anneau, nous ne voyons, mon confrère et moi, à cet intestin aucune trace de sphacèle ; alors je procède à sa rentrée. Elle s'effectue assez facilement. Je fais ensuite le pansement. Je réunis, au moyen de bandelettes agglutinatives, les bords de la plaie, excepté à l'angle inférieur, où une mèche de charpie est posée. Attendu la longueur de la plaie, une aiguille est placée au milieu, pour maintenir ses lèvres plus sûrement en rapport. A la levée du premier appareil, je trouvai la plaie cicatrisée dans les trois quarts de son étendue. Les parties où la réunion immédiate n'avait pas eu lieu, étaient celles où la mèche avait été mise et où se trouvait la ligature. Dans ce dernier point, il s'était formé un petit phlegmon qui suppura et retarda de quelques jours la guérison; mais elle n'en a pas moins eu lieu en quinze jours.

5ᵉ Observation. — *Hernie crurale étranglée.*

OPÉRATION.

Catherine Gothon, âgée de quarante-cinq ans, demeurant à Tours, rue des Quatre-Vents, est atteinte de symptômes d'étranglement, le 26 février 1842, qui l'obligèrent à réclamer mes soins. Une tumeur qu'elle portait dans l'aine droite depuis deux ans ne lui avait encore causé ni souffrance, ni inquiétude. La présence de cette tumeur n'était pas constante ; quand elle sortait, il lui suffisait de presser un peu dessus pour la faire rentrer. Cette fois-ci la tumeur sortie ne rentra pas, malgré les tentatives de réduction faites par cette femme ; loin de là, les souffrances augmentèrent. Du reste, j'ai pu juger de la force de l'étranglement par l'insuccès de tous les moyens employés, et par les essais de taxis pratiqués non-seulement par moi, mais encore par M. le docteur Anglada, qui voulut bien m'assister dans cette circonstance. La manœuvre du taxis fut faite avec mesure, lenteur, et dans la direction de l'anneau, direction dont la hernie crurale exige particulièrement qu'on tienne compte.

Trois jours déjà s'étaient écoulés ; le quatrième commençait, et la malade n'avait obtenu aucune amélioration.

Elle s'affaiblissait beaucoup. Un plus long retard ne pouvait donc être que préjudiciable. L'opération nous parut, à mon confrère et à moi, la seule ancre de salut. Nous la proposons, elle est acceptée, je la commence aussitôt. J'observe les mêmes règles que dans les opérations ci-dessus, et je la termine heureusement. Ensuite je réunis les bords de la plaie par première intention. Mon procédé eut encore ici un plein succès. Au bout de onze jours la plaie, y compris l'angle inférieur, était cicatrisée. Catherine n'a plus eu besoin que d'un bon régime et de repos pour obtenir une guérison parfaite.

Cette opération a présenté une particularité bien digne de remarque. Elle consiste dans l'adhérence du sac à l'intestin. Une petite ampoule pleine de sérosité, placée antérieurement, permettait seule d'établir une différence entre ces deux parties si importantes à distinguer. J'avoue que je réfléchis, que j'hésitai beaucoup avant de l'ouvrir. Les parois de l'intestin que je sentais au delà de la sérosité me rassurèrent cependant contre cette anomalie. J'incisai donc l'ampoule, il en sortit de la sérosité, et au fond je vis clairement l'intestin. Partout ailleurs il était uni au sac par des adhérences faibles, peu résistantes. En introduisant mon doigt entre lui et les parois du sac, et en le conduisant tout autour, je les détruisis facilement. Je débridai alors, puis, après avoir bien examiné l'intestin, dont la séreuse avait en grande partie perdu son poli, je le fis rentrer. Le commencement d'inflammation de cette membrane m'avait fait craindre une péritonite. Heureusement elle ne s'est point développée.

Je dois aussi dire que j'ai fait usage d'une sonde [1] à large cannelure, dont j'ai obtenu un très-bon effet. L'évasement de la cannelure de cette sonde empêche l'intestin de passer par dessus ses bords et de se présenter au tranchant du bistouri. C'est un inconvénient qui n'arrive que trop fréquemment avec la sonde dont on se sert ordinairement, et qui exige les précautions les plus minutieuses pour éviter de couper l'intestin.

J'ai vu plus d'une fois l'opérateur embarrassé par le renversement des deux portions d'intestin sur les bords de la sonde cannelée ordinaire, ne pouvoir placer la lame de son bistouri dans la cannelure, jusqu'à ce qu'un aide adroit eût maintenu chaque portion de cet intestin. Quelquefois même on n'y parvenait pas sans peine. Puisque dans le débridement la section de l'intestin est un accident à redouter, et que la sonde à large canelure est, plus que toute autre, susceptible de faire éviter cet accident ; je pense que cet instrument peut ici rendre un grand service et doit par conséquent obtenir la préférence.

Il me semble donc résulter un enseignement utile des explications dans lesquelles je viens d'entrer, sur un des points les plus importants du débridement.

---

[1] Cette sonde est représentée à la deuxième planche.

6ᵉ OBSERVATION. — *Hernie crurale étranglée.*

OPÉRATION.

La femme Voisin, âgée de cinquante ans, demeurant au village du Hautbourg, commune de Saint-Cyr, près Tours, est d'une faible constitution et d'un tempérament nerveux. Elle portait depuis trois ans dans l'aine droite, une tumeur oblongue du volume d'un petit œuf de poule. Cette tumeur, pendant le repos de la nuit, rentrait, et sortait le jour par les efforts que nécessite le travail des champs. Elle lui causait parfois de vives coliques. Cette femme n'avait jamais usé de bandage. Le 28 août 1842, dans un effort pour aller à la garde-robe, elle ressent une forte douleur dans l'aine droite. Au même moment elle s'aperçoit que cette tumeur a triplé de volume. La souffrance l'oblige à se rendre chez elle et à se coucher. Pendant la nuit, les coliques deviennent de plus en plus prononcées, elle a plusieurs vomissements. Le jour suivant, ces symptômes ont acquis plus de violence encore. Dès le matin (29), la femme Voisin réclame mon assistance. Je me rends auprès d'elle vers les deux heures du soir. Je constate l'existence de la hernie et les symptômes de l'étranglement. Le ventre est ballonné ; la malade attribue avec raison le ballonnement à l'impossibilité où elle est de rendre aucun vent. Je commence d'abord par exercer le taxis à plusieurs reprises ; mes tentatives étant inutiles, je fais frictionner la tumeur avec la pommade à l'extrait de belladone. Je prescris des lavements à la décoction de tabac, je recommande de faire prendre des demi-bains, et de donner au tronc une position inclinée, etc. Malgré l'emploi des moyens les plus rationnels pour amener la réduction de cette hernie, l'étranglement persiste. Le lendemain, 30 août, les mêmes moyens sont répétés, mais sans aucun succès. Alors je compris, par la persistance des vomissements, par la petitesse, la vitesse, la faiblesse du pouls, enfin par l'épuisement des forces de la malade, qu'il y avait danger à différer l'opération. J'avais avec moi les instruments nécessaires ; je la pratiquai sur le champ. L'incision de la peau faite, le sac mis à découvert, je reconnus, en pinçant ce dernier, qu'il adhérait à l'intestin dans les trois quarts de son étendue. Une ampoule pleine de sérosité, pareille à celle que j'avais observée dans l'opération précédente et à peu près du même volume, en révélait encore l'existence. Il y a, dans l'exercice de l'art de guérir, de bien grandes singularités. Jamais, dans toutes les opérations de hernie que j'ai faites ou vu faire, je n'avais rencontré pareille anomalie, et dans l'espace de six mois, j'ai eu l'occasion de la rencontrer deux fois. Le souvenir des résultats obtenus dans le premier cas me rassura et me servit de règle de conduite dans le second. J'ouvris cette ampoule : je détruisis facilement les filaments nombreux qui unissaient les parois internes du sac à la tunique externe de l'intestin. Celui-ci, ainsi dégagé, fut réduit, dès que j'eus débridé, malgré son aspect violacé et la légère phlogose dont il était atteint. Ensuite les lambeaux du sac furent resequés, et les bords de la plaie réunis immédiatement au moyen de bandelettes agglutinatives. La petite mèche de charpie fut posée dans l'angle inférieur ; enfin, le reste du pansement fut fait suivant mon habitude.

A la levée du premier appareil, la réunion était parfaite jusqu'à l'angle inférieur de la plaie. Dans cet endroit, elle n'avait pu avoir lieu à cause de la mèche. Aussi, il y eut là un peu de suppuration pendant quelques jours. Il ne s'est déclaré aucun accident inflammatoire du côté de l'abdomen. La diète d'abord, puis un régime bien entendu, ont été prescrits et observés. En douze jours la guérison était parfaite.

Déjà il s'est écoulé du temps depuis que ces opérations ont été faites, et je n'ai eu jusqu'à présent connaissance d'aucune récidive de hernie. A la vérité, l'emploi du brayer a été continué chez tous les opérés.

Je ne finirai pas sans faire connaître les conclusions de la commission nommée par la Société médicale d'Indre-et-Loire, pour lui faire un rapport sur ce Mémoire.

Les voici textuellement :

« Tel est, Messieurs, dit cette commission, l'intéres

7

» sant travail que vous a communiqué M. le docteur
» Morand sur un des points les plus importants de la
» pratique chirurgicale. Bien que la méthode de panse-
» ment qu'il propose d'adopter, dans un grand nombre de
» cas, après l'opération de la hernie, soit loin d'être en-
» core d'un usage général, nous sommes persuadés qu'elle
» deviendra de plus en plus familière, et les observations
» de l'auteur nous paraissent très-propres à concourir
» puissamment à ce résultat. »

Les deux observations qui suivent m'ont paru devoir
être insérées à la suite de ce Mémoire, en réponse à diverses réflexions dont il a été l'objet ; et qui ont été faites
par un des membres de la Société médicale.

7ᵉ OBSERVATION [1]. — *Hernie crurale étranglée.*

OPÉRATION.

Le sieur Bafou (commune de joué, près Tours), âgé de
quarante ans, bien musclé, était atteint, depuis trois ans,
d'une hernie crurale, dont la sortie s'effectuait de temps
en temps, et dont la rentrée avait été jusqu'ici facile.

Le 31 juillet 1836, il est pris de coliques, en béchant

---

[1] Cette observation a été lue à la Société médicale d'Indre-et-Loire,
séance du 3 novembre 1836.

ses vignes. Il est obligé de quitter le travail et de se mettre au lit. Les deux jours suivants, les coliques continuent, deviennent plus violentes. Bafou est en proie à des nausées, à des éructations, à des vomissements, etc. Ces accidents ont été précédés par le développement d'une tumeur grosse comme le poing, qui se fait douloureusement sentir dans le pli de l'aine droite. Le malade souffre beaucoup, et réclame mes soins. J'arrive auprès de lui ; j'explore le ventre, je le trouve ballonné, sensible au toucher et légèrement bosselé. A l'odeur et à l'aspect des matières vomies, je reconnais la présence des excréments délayés. Les selles sont nulles, l'expulsion des vents impossible. Tous ces signes caractérisent suffisamment un étranglement herniaire. Le pouls est resté assez fort.

Je commence par avoir recours au taxis ; il est sans résultat. Je fais une saignée, j'ordonne un bain, des lavements de décoction de tabac, des cataplasmes émollients et des frictions avec une pommade où l'extrait de belladone entre à haute dose[1]. Le malade est mis sur un plan incliné de telle sorte, que la tête est plus basse que la partie inférieure du tronc. Je l'y laisse pendant quelque temps. C'est une position dont le docteur Tonnellé fils fait une heureuse application en pareille circonstance.

---

[1] Dans une des propositions de ma thèse (1836), j'ai aussi fait connaître les effets remarquables que j'ai obtenus de cette plante pour la réduction des étranglements herniaires.

La saignée, les tentatives de réduction, sont renou-
velées plusieurs fois en vingt-quatre heures; vains efforts.
Les accidents s'aggravent; et une *temporisation* plus longtemps prolongée deviendrait une fatale incurie.

Je propose l'opération, elle est acceptée. Je la pratique
à l'instant même. Le malade reste sur son lit. La première
incision faite dans la direction du pli de l'aine est d'une
étendue de dix centimètres environ. Je dissèque la tumeur,
je la dégage d'une assez grande quantité de graisse qui
l'enveloppe, le sac se trouve alors à nu. Il n'a pas l'épaisseur qu'on lui trouve ordinairement dans les hernies in-
guinales. Quoiqu'il ne soit pas lisse, il présente une
arborisation veineuse qui lui donne une certaine ressemblance, avec l'intestin. Il est disséqué avec les plus grands
ménagements; enfin il est ouvert, et, chose remarquable,
il ne s'écoule pas de sérosité. Le cul-de-sac du cœcum
et la portion attenante de l'épiploon occupent toute sa
cavité.

Je fais plusieurs incisions peu profondes sur le bord tranchant de l'arcade crurale; par conséquent, je débride suivant le procédé du professeur Velpeau. Ces incisions me
permettent d'érailler en quelque sorte cette arcade, d'où
résulte une dilatation suffisante pour la rentrée de l'intestin. Celui-ci, un peu attiré en dehors, n'offre pas une
grande phlogose. Je le fais rentrer. Mais à peine l'est-il,
qu'il ressort. Je le repousse dans la cavité abdominale,
j'ai la certitude qu'il y est. Je l'y maintiens un moment;

mais aussitôt que mon doigt est retiré, il se représente à l'anneau, il va sortir. Je me vois obligé de le repousser encore, puis je m'assure s'il n'y a pas quelques brides, quelque étranglement interne d'où vient cette tendance extrême à ressortir. Il n'y a rien de tout cela. La situation de l'intestin cœcum dans la fosse iliaque, dont le cul-de-sac est placé dans le voisinage de l'arcade crurale, et les attaches du péritoine qui le fixent dans cette fosse d'une manière plus ou moins lâche, expliquent assez, dans l'état actuel, un pareil inconvénient. Pour y obvier, je suis forcé de poser au fond de la plaie, une compresse fenestrée, graissée, et, dans la poche que forme cette compresse, le tampon de Jean-Louis Petit. Par ce moyen, l'intestin est sûrement contenu, et ce tampon né peut occasionner une irritation capable d'enflammer le péritoine, puisqu'il n'a qu'un contact médiat avec le cœcum ; les lambeaux du sac et beaucoup de parties fibreuses se trouvant interposés.

Le pansement est ensuite terminé suivant la méthode ordinaire. L'appareil est levé le troisième jour. L'inflammation adhésive a déjà solidement réuni les parties molles qui enveloppent l'anneau crural. Le reste de la plaie suppure, le pus est louable ; cette plaie marche assez vite vers la guérison qui est complète au bout de trois semaines.

Réflexions. — Messieurs, ce qui doit le plus fixer l'attention dans l'opération dont je vous ai fait le récit, c'est assurément la tendance de l'intestin à ressortir, ce sont les moyens de contention employés. Parmi ceux que l'on peut mettre en usage, j'ai choisi de préférence le tampon de Jean-Louis Petit, parce qu'il remplit l'indication la plus importante, en opposant à l'intestin un obstacle impossible à franchir. Je n'ai pas dû songer à la méthode ordinaire de pansement, et encore moins à la réunion immédiate. Cette dernière aurait pu avoir deux inconvénients graves. Le premier, de laisser repasser l'intestin par l'anneau, soit dans un effort du malade, soit par le relâchement du bandage; le deuxième, d'établir, s'il fut venu à sortir, un point de compression trop fort, lequel eût pu produire un véritable étranglement artificiel et, par suite, de l'inflammation, attendu que le degré de compression eût dû être augmenté en raison de la difficulté à le contenir. C'est par ces considérations majeures que j'ai été conduit à poser en principe, dans le mémoire précédent, que toutes les fois que les parties réduites ont une tendance extrême à ressortir, il faut renoncer à la réunion par première intention. Je dois beaucoup regretter que le membre qui ne partage pas mon opinion sur ce principe, n'ait pas assisté à l'opération de Bafou, il aurait vu et mieux reconnu que, si la réunion immédiate était pratiquable, elle n'était ni rationnelle, ni sans danger. De plus, je ne puis m'empêcher de dire que s'il se fût bien pénétré du mode de pansement signalé dans le mémoire que je viens de citer, il n'eût point imaginé que des compresses graduées ou un tampon de linge convenablement appliqués sur le centre de l'anneau inguinal , ajoutant sans effort à la compression du bandage , fussent susceptibles de déterminer de l'inflammation. MM. Bretonneau , Velpeau et bien d'autres praticiens emploient avec le plus grand avantage la compression dans les érysipèles , dans les brûlures , dans les plaies même (le bandage unissant des plaies en travers) , non-seulement pour favoriser l'adhésion des parties molles , mais aussi pour prévenir et arrêter les accidents inflammatoires. Les gens du peuple usent aussi , pour guérir leurs brûlures , de la compression , qui , sans être méthodique , n'en réussit pas moins [1].

En vérité , je suis loin de comprendre comment on peut dire *qu'il ne fallût pas recourir à la réunion immédiate, dans le cas où , après l'avoir mise en usage , il surviendrait une collection purulente , dont on craindrait l'épanchement dans l'abdomen.* Une pareille prétention est le résultat d'une erreur. Je ne balance pas à affirmer que, si l'on pouvait prévoir qu'une collection purulente vînt à se former , on ne devrait pas réunir par première intention ; mais , j'en appelle aux hommes les plus compétents dans notre art , n'est-il pas possible que la plaie la plus récente, la plus nette , réunie immédiatement , soit suivie d'un ac-

[1] M. le professeur Serre (déjà cité), dit à la page 362 de son traité de la réunion immédiate : « autant la compression est utile à la suite de la herniotomie, autant elle serait préjudiciable après une amputation »

cident, d'une complication quelconque, d'un phlegmon, par exemple? Peut-on de prime abord prévoir son arrivée? non sans doute. On aurait donc tort de ne pas recourir à la réunion immédiate dans le pansement d'une plaie qui présenterait toutes les conditions requises pour son emploi. Puisque de telles complications ne sont pas impossibles, on peut regarder comme une heureuse prévision, celle de placer une *petite tente* de charpie dans l'angle inférieur de la plaie. Cette tente permet de remédier aux accidents consécutifs et n'entrave nullement la rapidité de la cicatrisation dans les autres parties.

Je ne m'arrêterai point à réfuter d'autres objections. D'ailleurs, ce serait peut-être abuser de vos moments, Messieurs, que de combattre ce qui a été avancé sur l'époque où les opérations de hernie doivent être pratiquées. En pareil cas, c'est à la sagacité du chirurgien à en décider l'opportunité; du reste, la question a été jugée à cet égard. De grands opérateurs ont prononcé. Aussi ne doit-on déférer qu'avec une extrême réserve à des conseils de *temporisation,* souvent dictés plutôt par la théorie que par une saine pratique.

8ᵐᵉ OBSERVATION. — *Hernie crurale étranglée;*

OPÉRATION.

Madame veuve Benardeau, demeurant à Saint Symphorien, près Tours, avait depuis longtemps une tumeur dans l'aine droite. Cette tumeur, du volume d'un petit œuf de poule, grossissait quelque fois, se durcissait et lui occasionnait des douleurs qui cessaient, lorsqu'elle la faisait disparaître par la pression.

Cette dame, âgée de cinquante ans, avait de l'embonpoint, et jouissait d'une assez bonne santé, quoiqu'elle portât un cautère au bras gauche.

Le premier février 1838, elle réclame mon assistance. Par suite d'une vive frayeur, la tumeur herniaire qu'elle portait dans l'aine avait grossi depuis quelques jours. Elle ne pouvait la faire rentrer. L'examen du pli de l'aine me fit reconnaître une hernie crurale étranglée, nullement douloureuse au toucher, peu dure, et rendant, par la percussion, une résonnance qui ne permit pas de douter de la présence de l'intestin.

Aucun vomissement, aucune colique ; point de gonflement au ventre ; seulement suspension des vents et des matières alvines ; la fièvre n'existait pas.

J'emploie le taxis, la saignée, les bains, les frictions réitérées avec la pommade à l'extrait de belladone, et beaucoup d'autres moyens encore, mais sans résultat. Si la tumeur diminue un moment, c'est pour devenir plus grosse quelque temps après.

Quatre jours s'étaient écoulés en tentatives infructueuses, je craignais qu'un plus long retard pour opérer n'amenât la gangrène. Pourtant je remarquais que l'apparition des symptômes qui annoncent l'étranglement, avait une marche insolite. On entendait dans les efforts du taxis un bruit de gaz ; mais ces gaz rentraient avec facilité dans l'abdomen et semblaient par là témoigner d'une faible construction de l'anneau crural ; en outre, point de ces signes rapidement alarmants, qui caractérisent l'étranglement aigu. Etait-ce l'étranglement lent, ainsi désigné par M. Jobert, dans son *Traité des Hernies?* C'en était au moins une variété, car, si l'affection faisait des progrès, ils étaient lents. La malade avait peu perdu de ses forces, de son appétit. Néanmoins, je trouvais là quelque chose d'insidieux. Si l'imminence du danger n'était pas évidente, je trouvais une telle anomalie dans ce genre de hernie, comparée à toutes celles que j'avais vues, que j'en conçus de sérieuses inquiétudes : je jugeai à propos de m'associer un confrère, et, de concert avec le docteur Anglada, qui voulut bien joindre ses avis aux miens, je proposai l'opération. Elle fut formellement et énergiquement repoussée par la malade. Il fallut se résigner, recourir aux moyens de réduction déjà essayés, puis en ajouter d'autres, tels que les frictions éthérées, l'application de la glace sur la tumeur, les lavements de tabac, l'inclinaison du tronc, du siége à la tête, le refoulement dans la région épigastrique de la masse intestinale par la pression de bas en haut, suivant la méthode du docteur Cosseret, de Toulon sur Arroux, (Bulletin thérapeutique, huitième année, Tome 15, 9ᵉ, 10ᵉ livraison, page 309).

Tous ces moyens furent continués jusqu'à lasser ma patience. Il y avait plus de six jours que j'avais proposé l'opération, et la répugnance de la malade à s'y soumettre était toujours la même, encouragée en cela par une apparence de mieux. L'étranglement durait depuis dix jours. La tumeur s'était un peu affaissée. Il n'y avait point de souffrance ; seulement des tentatives de réduction faites par la malade, malgré ma défense, avaient produit un peu de tuméfaction ou plutôt d'empâtement à la peau de la tumeur. Cette apparence de mieux, sur laquelle s'abusaient la malade et ses parents, n'avait rien de rassurant pour moi ; le 10e jour de la maladie était fini, tout annonçait une nuit orageuse: il y eut, en effet, des vomissements de matières stercorales, beaucoup d'étouffement, de la fièvre. Le ventre se ballonna, il devint douloureux ; le volume de la tumeur s'accrut, la malade y ajouta encore par des pressions intempestives. Le matin, à ma visite, je constatai ce cortége de symptômes. Je trouvai le pouls vite, petit et faible, les traits du visage détirés, une grande prostration, du hoquet. Tout présageait une terminaison prompte et funeste. Je m'empressai de provoquer une nouvelle consultation. Les docteurs Anglada et Hulin se rendirent auprès de la malade ; après avoir consulté, nous lui déclarâmes qu'il était de toute nécessité de faire l'opération, et pour prévenir la gangrène et pour en arrêter les suites, et que même c'était là le seul moyen de salut.

Ce que madame Benardeau avait repoussé en temps opportun, elle l'accepta alors que la mort était imminente. Quant à nous, si nous proposions l'opération, c'était pour remplir un devoir, car nous n'avions plus guère d'espérances de succès, déjà suffisamment avertis par un peu de crépitation que nous venions de sentir en palpant la tumeur.

L'opération unanimement décidée, je me préparai à la pratiquer. L'appareil instrumental, l'appareil à pansement disposés sur une table, et la malade placée dans un bon jour, je pinçai, avec un de mes confrères, la peau pour faire un pli; ce pli ne se fit qu'imparfaitement, la peau, ayant déjà subi un certain degré d'altération, était trop distendue et trop adhérente. Cependant, avec les précautions les plus grandes, je parvins à opérer la section jusqu'au sac. Me servant alors alternativement de la sonde cannelée, du manche du bistouri et du doigt indicateur, je détruisis les adhérences de la peau avec le sac, que je mis à découvert. Sur ces entrefaites une fusée d'air et de matières fécales, partie d'un point ramolli de ce sac, vint démontrer que l'intestin était gangrené et perforé. J'ouvris dès lors hardiment le sac dans toute sa longueur; les matières en coulèrent avec abondance; j'explorai ce qu'il contenait : je trouvai d'abord une masse graisseuse d'épiploon assez considérable; sous cette masse, une portion d'intestin (probablement de cœcum), du volume d'un gros marron d'Inde ; elle avait les adhérences les plus fixes avec le pourtour de l'anneau crural ; en dehors et en bas de cet anneau, il existait à cette portion d'intestin un point de gangrène de la dimension d'un centime et une perforation. Les matières ayant un libre cours, je pensai qu'il était inutile d'inciser l'intestin. Il ne fut donc point ouvert par le bistouri. Je rompis d'anciennes et fortes adhérences qui retenaient l'épiploon dans le sac depuis longtemps et expliquaient l'existence permanente de la tumeur que la malade portait dans le pli de l'aine. Je le liai, j'en fis la section, puis je procédai au pansement.

La malade supporta bien l'opération ; mais sa faiblesse était si grande que nous portâmes, mes confrères et moi, un pronostic fâcheux.

Les pansements furent renouvelés autant de fois que les évacuations alvines l'exigèrent. Une diète rigoureuse fut recommandée, et des bouillons de veau, de poulet ; de l'eau de riz et de pain, furent prescrits.

Ainsi soignée pendant une huitaine de jours, la malade vit son état s'améliorer. La plaie se détergeait ; quelques lambeaux d'épiploon lié et de tissus mortifiés se détachèrent ; tout allait au mieux, lorsqu'un vaste phlegmon se forma dans la fesse droite, sur laquelle la malade reposait presque toujours. Il occasionna une fièvre intense ; bientôt une angine et une stomatite pultacées se manifestèrent, puis le phlegmon suppura abondamment. Pendant

ce temps la plaie resta stationnaire. Le contact des excréments avait excorié ses bords ; la malade souffrait beaucoup. Un pareil état me donna des inquiétudes ; mais peu
à peu les complications disparurent. L'appétit revint : des
aliments plus substantiels furent donnés ; madame Benardeau se sentit alors plus forte. Elle fit quelques vents par
l'anus, rendit même quelques matières stercorales au
moyen de lavements.

Aujourd'hui (23 mars, 45e jour de l'opération) la plaie
se rétrécit sensiblement, et quoiqu'elle serve encore de
passage aux matières, il n'en est pas moins vrai qu'il en
coule aussi un peu par l'anus. Des gaz s'échappent par cet
orifice, fréquemment et avec bruit, ce qui est d'un très-
bon augure.

Enfin, la mobilité de l'intestin au centre de la plaie,
sa rentrée presque complète, dans certains mouvements,
dans certains efforts de la malade, prouvent que les adhérences qui l'unissent au péritoine se relâchent, que leur
tissu s'allonge, et que le moment où sa rentrée sera entière n'est peut-être pas très-éloigné.

Réflexions. — La hernie étranglée que je viens de décrire, me semble devoir fixer l'attention des hommes de
l'art par rapport à sa marche et aux heureux résultats obtenus. J'ai traité bien des hernies, je n'en ai pas rencontré d'un caractère aussi insolite. Elle est une nouvelle
preuve du danger qu'il y a à trop compter sur les ressources de la nature et à trop reculer le temps de l'opération.

Dans le fait, pour quelques cas où l'on voit la rentrée de l'intestin s'effectuer par le taxis, alors qu'on n'avait presque plus rien à espérer des moyens employés, doit-on préconiser la *temporisation prolongée* au-delà des limites tracées par les grands chirurgiens? Pour réponse, je vais encore citer les paroles du professeur de Montpellier. Voici comment il s'exprime, à la page 363 de son *Traité de la réunion immédiate* : « Renonçons donc aux tenta-« tives trop souvent dangereuses de réduction, et la mé-« thode adhésive donnera encore des résultats bien plus sa-« tisfaisants. Ce n'est pas assez de réunir immédiatement la « plaie, il faut surtout opérer à propos : que de malheureux « la herniotomie n'eut-elle pas sauvés, si toujours elle eût « été pratiquée dans un moment opportun ! »

D'après cela, conçoit-on, lorsque la gangrène est à craindre, qu'il y ait aujourd'hui quelques patriciens qui veulent encore *temporiser* et qui proposent d'attendre du hasard une cure qu'une opération douloureuse, il est vrai, mais supportable, est presque sûre de procurer ?

Que celui qui ne veut pas s'armer du bistouri en temps convenable, cesse donc au moins de vanter une temporisation que j'appellerai alors funeste, qu'il s'empresse au contraire de le remettre en des mains expérimentées, au lieu de faire de vains efforts, pour saper le précepte d'opérer de bonne heure, précepte que le temps et l'expérience ont consacré.

Depuis que la Société médicale d'Indre-et-Loire a voté

l'impression de cette opération dans le recueil de ses travaux, la veuve Benardeau est décédée. Cette dame a eu l'imprudence de supprimer son cautère à mon insu. Quelques jours après, une fièvre de résorption s'est déclarée et sa violence a été telle, qu'elle y a succombé en soixante et quelques heures.

Il a été impossible de se livrer à des recherches nécropsiques.

DOTHINENTÉRIE.

Dans ces derniers temps les journaux ont préconisé l'opium dans le délire nerveux. Les heureux résultats de son administration m'ont conduit à l'employer dans le délire qui survient souvent à la dernière période de la dothinentérie. Les deux observations qui suivent prouveront que ce moyen n'est point à dédaigner ici, qu'il peut même rendre de grands services, lorsque tout semble désespéré.

[1] Fièvre typhoïde du professeur Chomel, putride, etc.

8

1re OBSERVATION. — *Délire compliquant une dothinentérie arrivée à sa dernière période.*

La jeune Mainguette, âgée de 11 ans, demeurant à
Tours, rue des Anges, est prise le 1er mars 1838, d'une
dothinentérie. Cette affection parcoure ses périodes d'abord
d'une manière bénigne, puis s'aggrave successivement et
finit par conduire la malade au dernier degré d'épuisement,
et de marasme. Au trente-deuxième jour de la maladie (1er
avril), elle paraît être dans un état des plus fâcheux. Elle a un
délire continu et crie sans cesse. Le docteur Bretonneau a fort
bien caractérisé ces cris en les qualifiant de braillements;
il suffit de les avoir entendus pour les distinguer de ceux de
la méningite. Pour les calmer, ainsi que le délire, j'ordonne
une potion composée de laudanum, 15 gouttes, et d'eau de
tilleul 120 grammes. Administrée d'heure en heure, cette
potion apaise les cris, procure du sommeil et fait cesser
le délire en 18 heures. Pour en prévenir le retour, la
potion est continuée les jours suivants; puis un régime ana-
leptique répare les forces de la jeune Mainguette, et au
grand étonnement de tout le monde, elle revient à la santé.

2e OBSERVATION. — *Dothinentérie grave, avec délire
continu.*

Mademoiselle Pharion, de Tours, logée place Victoire

n° 9, est affectée de dothinentérie depuis le 1er septembre 1840. Au vingt-cinquième jour, elle présente des symptômes adynamiques et ataxiques portés au plus haut degré. Le vingt-sixième elle perd connaissance dès le matin. Le délire est alors continuel.— Décubitus dorsal, traits altérés, dents fuligineuses, langue sèche, gercée, brunâtre, tremblottante. — Respiration peu accélérée, toux rare, pouls très vite, petit, parfois filiforme.— Chaleur âcre et brûlante. — Ventre tendu, météorisé.— Diarrhée.— Écoulement involontaire d'urine. Le soir cet état s'aggrave encore, face hippocratique. — L'œil gauche, est à demi ouvert, le droit l'est entièrement. Il est convulsé et renversé en haut.— Carphologie. Cet appareil de symptômes est si effrayant que la mort paraît prochaine ; cependant le délire, l'ataxie qui prédominent, me rappelent l'état de la jeune Mainguette et me suggèrent l'idée d'administrer la potion qui m'avait si bien réussi pour elle. A dire vrai, j'étais loin d'en espérer un heureux résultat. — La potion est néanmoins administrée par cuillerée ordinaire d'heure en heure, à partir de 10 heures du soir. Vers 3 heures du matin l'agitation diminue. La malade tombe dans un léger sommeil, troublé seulement par quelques rêvasseries. A 8 heures du matin, je la visite. Le délire a cessé, le pouls est un peu relevé, mademoiselle Pharion ne chasse plus aux mouches, (signe que j'ai toujours vu être mortel). Enfin le mieux est sensible. Cependant la connaissance n'est pas revenue, continuation de la potion. Le soir, le mieux est plus manifeste.— La malade commence à répondre aux questions qui lui sont adressées. — Même prescription. Recommandation de donner souvent du bouillon gras, lait-de-poule.

Le vingt-huitième jour , le pouls prend de la force , il est moins fréquent (95 pulsations). Mademoiselle Pharion est calme , elle cause avec les personnes qui la visitent. (Alimentation plus substantielle , tisanes nutritives, telles que l'eau de riz, de gruau, etc.) Le soir on la change de lit, et l'on s'aperçoit alors que deux larges et profondes escarres occupent au moins le tiers interne de chaque fesse. Du reste, par la continuation d'un régime de plus en plus nourrissant, l'état de la malade s'améliore à ce point, que huit jours plus tard, elle est hors de danger. Sa guérison a été longtemps retardée par les plaies qui ont succédé aux escarres dont nous avons parlé. Enfin la cicatrisation s'est effectuée, et à présent mademoiselle Pharion jouit de la plénitude de la santé.

Réflexions.— L'on doit induire de ces deux observations que dans le délire qui survient aux dernières périodes des dothinentéries, l'on pourrait tirer parti de certaines préparations d'opium. Ne serait-on pas tenté, d'après cela, de comparer ce délire à celui qu'on observe dans quelques pneumonies (1) , à la suite de certaines fractures, des opé-

(1) Considérations thérapeutiques sur le délire nerveux et sur son traitement par les opiacés, par le docteur Padioleau, médecin à Nantes. Bulletin thérapeutique, page 346 , tome 28*.

rations (1) , et surtout au *délirium tremens*, où l'éfficacité de l'opium est si manifeste, et cela avec d'autant plus de raison qu'il ne laisse aucune trace après la mort.

En réfléchissant aux bons effets du laudanum, dans les deux cas que je viens citer, et en les multipliant, on pourrait bien finir par reconnaître l'identité de ces divers délires et l'utilité du même traitement.

(1) Du Délire nerveux, par le baron Dupuytren, leçons orales de clinique chirurgicale, tome 1er, article ix.

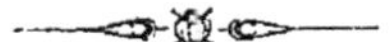

FIÈVRE INTERMITTENTE LARVÉE

COMPLIQUANT LA COQUELUCHE.

Le jeune Ripaux, de Saint-Symphorien extrà, âgé de 7 ans, d'une assez bonne complexion, est aux prises depuis trois semaines (octobre 1837), avec une coqueluche qui, jusqu'ici, n'avait présenté aucune gravité. Le 21 de ce mois à 7 heures du soir, il éprouve une oppression et une espèce d'étranglement qui étonnent les parents. Bientôt il se jette dans les bras de sa mère, en poussant des cris désordonnés. La respiration s'embarrasse, devient sifflante, les yeux sont convulsés, saillants, renversés en haut. Cet état dure environ une minute, puis la crise se calme un peu, reprend, diminue, s'exaspère encore et finit par cesser au bout d'un quart d'heure. Le 22, le 23, la crise revient à la même heure et présente les mêmes phénomènes. Les parents, qui n'avaient d'abord cru voir, dans tout cela, qu'un effet de la coqueluche, commencent cependant à s'inquiéter de la fréquence des récidives et m'envoient chercher à l'heure où l'accès doit avoir lieu. Les symptômes désignés ci-dessus se reproduisent fidèlement devant moi et me paraissent fort extraordinaires. Le pouls est à peine agité, point de chaleur à la peau, point de céphalalgie, en un mot point de fièvre. — D'où vient donc un état si singulier? Une pareille question semble difficile à résoudre, on ne pouvait en trouver la solution que dans l'existence d'une fièvre larvée. La périodicité des accès, ne laissant aucun doute à cet égard, je n'hésite pas à faire prendre au jeune Ripaux 60 centigrammes de sulfate de quinine. Le lendemain l'accès ne revint pas, il ne s'est plus renouvelé. Par précaution une autre dose de sulfate de quinine est administrée, puis la coqueluche, combattue par l'extrait de belladone, disparaît en 12 jours.

Réflexions. — Quelle singulière espèce de fièvre larvée! il est sans doute peu de médecins qui n'aient rencontré des fièvres intermittentes larvées, dont le caractère est en général si insidieux qu'elles mettent souvent en défaut l'expérience la plus consommée ; mais il est rare d'en trouver de cette espèce. Ce n'est donc pas sans raison que j'ai dit (3e proposition de ma thèse inaugurale), « les fièvres intermittentes sont vraiment proteïformes ; elles peuvent simuler beaucoup de maladies. Le médecin doit toujours être en garde contre leurs métamorphoses. »

PHLEGMONS DE LA FACE OU DU COU.

DE L'EMPLOI DE L'ONGUENT NAPOLITAIN DANS LES PHLEGMONS DE LA FACE ET DU COU.

Les effets résolutifs de l'onguent napolitain ont été vantés dans des cas si divers qu'aujourd'hui ils ne peuvent plus être révoqués en doute. La publication des trois faits suivants n'a donc pour but que de prouver les services que cet onguent est appelé à rendre dans les phlegmons des parties latérales du cou et de la face. Son importance ici n'a peut-être pas été assez sentie, cependant son action résolutive est d'autant plus précieuse qu'une répercussion sur l'appareil cérébral est à redouter, et que plus d'une

fois une encéphalite ou une méningite en a été la conséquence. D'ailleurs les nombreux filets nerveux qui parcourent ces régions rendent les douleurs excessivement vives.
C'est pourquoi le médecin doit faire tous ses efforts pour
amener la résolution de ces tumeurs phlegmoneuses, et lorsqu'il n'a pu l'obtenir, il doit encore tâcher, par l'emploi des
maturatifs, de favoriser la suppuration la plus prompte.
C'est bien le cas d'aider la nature, d'user de toutes les
ressources que la science possède, soit pour résoudre le
phlegmon, soit pour le faire abcéder plus vite.

Ces considérations suffiront, j'espère, pour démontrer
l'utilité de l'onguent napolitain dans les circonstances ci-
dessus mentionnées, et donneront peut-être plus d'intérêt
aux faits que je vais faire connaître.

1er FAIT.—Mademoiselle Br..., âgée de 14 ans, est d'un
tempérament sanguin et d'une bonne complexion. Elle est
affectée d'un phlegmon sous l'angle de la machoire depuis
plusieurs jours (mars 1840); malgré les remèdes qui lui sont
opposés, il ne cesse de grossir, déjà il a atteint le volume
d'une noix, et un peu de fluctuation y existe. Des frictions
avec l'onguent napolitain sont alors faites. Répétées matin
et soir pendant plusieurs jours, elles en amènent la résolution.

2e FAIT.— La fille Morin, de Chanceau, près la colonie
de Mettray, âgée de 21 ans, d'un tempérament sanguin,
sent se développer, à la suite de la scarlatine (mars 1841),
une tumeur phlegmoneuse entre l'apophyse mastoïde et

l'angle de la machoire du côté droit. Cette tumeur s'accroît chaque jour et occasionne une douleur et une fièvre intenses. Déjà elle rougit, commence à se ramollir, et la suppuration paraissait imminente, lorsque je prescrivis des frictions avec l'onguent napolitain. Continuées pendant 8 jours elles procurent la résolution de cette tumeur qui semblait devoir abcéder.

3e FAIT.— Caré, colon de Mettray, âgé de 16 ans, est pris des oreillons, le 20 août 1844. Cette affection ne se termine pas par résolution, comme cela arrive le plus ordinairement, il survient un phlegmon sur la partie postérieure de la joue, au-dessous de l'apophyse zigomatique. La rougeur, le gonflement, la tension et surtout un peu de fluctuation ressentie dans le point le plus proéminent du phlegmon, font craindre une terminaison par suppuration. Pour la prévenir, j'ai encore recours à l'onguent napolitain. Pendant 12 jours consécutifs, des frictions faites matin et soir, dissipent la tumeur, et, chose digne de remarque, favorisent la resorption du pus épanché.

MÉMOIRE SUR LA DIPHTHÉRITE LARYNGIENNE (¹).

Le croup ou diphthérite laryngienne, maladie grave, qui décime les populations, a beaucoup exercé le génie des médecins. Les investigations auxquelles ils se sont livrés n'ont pas été sans résultats pour la science (2). Elles ont jeté un grand jour sur l'anatomie pathologique et la thérapeutique de cette affection. C'est ainsi que, par l'observation des faits, le nuage qui nous dérobait les secrets de la nature finit par s'éclaircir. Plus ces faits sont nombreux, plus ils sont concluants ; on ne saurait donc trop les faire connaître, quand on en possède. Ceux qui font l'objet du mémoire suivant m'ont paru digne d'être

(1.) Croup d'Home.
(2) *Traité de la Diphthérite*, du professeur Bretonneau.

signalés. Ils consistent dans une observation de croup remarquable par la guérison due à la trachéotomie, et dans plusieurs observations de diphthérites laryngiennes et trachéales soit primitives, soit secondaires, guéries par la cautérisation avec le nitrate d'argent (1). De ces diverses observations découlent des réflexions sur le début parfois insidieux de la diphthérite, sur le traitement topique, sur l'époque où la trachéotomie doit être pratiquée, etc.; réflexions qui font partie de ce mémoire et à la suite desquelles se trouve la description de plusieurs instruments nouveaux, qui tendent à simplifier cette opération et à en assurer la réussite; puis la comparaison des symptômes différentiels de l'angine couenneuse commune et de la diphthérite pharingienne, enfin les preuves qui me paraissent susceptibles d'établir l'identité de ces deux angines.

Je diviserai ce travail en trois parties.

(1) M. Edouard Gendron, médecin à Châteaurenault, a le premier fait usage de ce caustique contre l'angine couenneuse.

PREMIÈRE PARTIE.

1re Observation. — *Diphthérite Laryngo.* — *Bronchique.*
Croup. — *Guérison obtenue à l'aide de la Trachéotomie.*

Émerance Hubert, demeurant rue de la Serpe, à Tours,
âgée de six ans, se plaignait d'un léger mal de gorge.
Pourtant elle ne cessait de se livrer aux amusements de
son âge, lorsqu'elle fut prise subitement dans la nuit du
vendredi au samedi (15 janvier 1842), d'une toux rauque
et surtout d'une oppression qui alarmèrent ses parents et
les déterminèrent à réclamer mes soins.

Cette enfant avait eu, deux ans auparavant, une dothinentérie ; depuis, elle avait joui d'une bonne santé. Dès
que je la vis, je fus frappé de la gêne de sa respiration.
L'inspiration était sifflante, prolongée, bruyante, et semblait indiquer un obstacle au tube aérien. La raucité de la
toux avait quelque chose de si caractéristique, que je
pensai aussitôt avoir affaire à un croup. Cependant la voix,
quoique altérée, se faisait encore entendre ; les ganglions

cervicaux étaient à peine développés (il est vrai que la maladie avait huit jours de date). L'inspéction du voile du palais, des amygdales et du pharynx ne me fit découvrir que deux petites taches blanches, longitudinales, ressortant sur un fond rouge. De prime abord, on aurait pu prendre ces taches pour du mucus épaissi ; mais un examen attentif leva tous les doutes, et démontra qu'elles étaient diphthéritiques.

Mes investigations furent ensuite dirigées vers les organes circulatoires et pulmonaires.

Le pouls était assez vite (119 pulsations), la respiration avait de la fréquence (33 inspirations). La percussion fit constater une grande sonorité dans toute l'étendue de la poitrine.

L'auscultation permit de reconnaître, malgré un sifflement laryngo-bronchique, la respiration puérile dans les deux tiers inférieurs des poumons, et de remarquer derrière les omoplates, surtout du côté droit, que le murmure vésiculaire avait un peu d'obscurcissement ; célui-ci paraissait avoir son siége dans les cellules profondes. Les superficielles ou de réserve fonctionnaient au contraire d'une manière plus énergique.

On entendait dans les gros tuyaux bronchiques des bruits anormaux, qui faisaient supposer le rétrécissement de ces tuyaux et leur envahissement par de fausses membranes. Il y avait peu de chaleur à la peau ; la coloration du visage, encore assez marquée, contrastait avec la respiration évidemment croupale ; l'apparition de cette dernière avait été subite ; elle était récente : elle avait commencé au milieu de la nuit et n'existait que depuis neuf heures.

Malgré un examen aussi scrupuleux, ne pouvait-il pas rester du doute sur l'existence de la diphthérite ?

Une angine striduleuse ne présente-t-elle pas à peu près les mêmes symptômes, et ne pouvait-elle pas jeter dans l'erreur ? Je n'avais pour indice du contraire, dans le pharynx, que les deux petites taches blanches ; tout le reste était parfaitement net. Mais huit jours s'étaient écoulés depuis le début de la maladie ; et les bruits anormaux que l'on entendait dans les bronches indiquaient suffisamment un rétrécissement, lequel était dû sans doute à la présence de membranes diphthéritiques. Les plus fortes présomptions étaient donc pour la diphthérite ; telle était mon opinion. Malgré cela, je désirai avoir l'avis d'un confrère. M. le docteur Frédéric Leclerc fut appelé ; la consultation eut lieu à 1 heure de l'après-midi (16 janvier 1842) ; en voici le résultat : diagnostic, diphthérite laryngo-bronchique ; les deux petites taches du pharynx sont une preuve qu'elle a débuté dans cet organe, que les concrétions, après s'y être développées, se sont détachées ; et que l'exsudation couenneuse a continué à se faire dans les voies aériennes. Pronostic : danger éminent. Traitement : cautérisations réitérées du pharynx et des bords de la glotte avec une solution composée de nitrate d'argent cristalisé (une partie), eau distillée (3 parties), puis, en cas d'insuccès, trachéotomie à la période extrême.

La cautérisation est pratiquée trois fois, jusqu'à six heures du matin (9e jour de la maladie). Mon confrère, qui voit alors l'enfant, constate un peu de mieux, et pense, ainsi que moi, qu'il faut continuer. Je porte trois autres fois dans le pharynx l'éponge imbibée de la solution. A cinq heures, la dyspnée était excessive, l'aphonie complète. La teinte rosée du visage avait disparu. Il était pâle, bouffi ; les lèvres étaient cyanosées ; le pouls était à peine sensible ; il y avait menace d'asphyxie. Je crus le moment de pratiquer la trachéotomie arrivé ; à cet effet, j'envoyai chercher le docteur Leclerc à cinq heures et demie du soir. Pendant le temps qui s'écoula jusqu'à son arrivée, les signes d'asphyxie ayant encore augmenté, il fut convenu que l'opération serait pratiquée à l'instant même.

Le consentement des parents obtenu, je fis toutes mes dispositions pour opérer : je prépare les instruments, un matelas est mis sur une table ; l'enfant est placé dessus ; la tête un peu inclinée en bas. Quatre bougies éclairent ; (1) un pli, dont la base correspond aux premiers anneaux de la trachée, est fait à la peau ; avec un bistouri droit je l'incise dans toute son étendue. La plaie qui en résulte a une

(1) La clarté des bougies, bien inférieure à celle du jour, peut être une cause de retard ou d'insuccès pour l'opérateur ; aussi devra-t-il rechercher cette dernière, autant que possible ; surtout quand il s'agira d'opération délicate.

assez grande profondeur, due à la tuméfaction du cou. Elle est aussitôt couverte du sang de deux veines ; il est épongé. Je dissèque le tissu cellulaire et les muscles ; je cherche la trachée-artère avec la pulpe de l'index ; quoique située profondément, elle fut facile à trouver. Je tâche, autant que l'hémorragie me le permet, de la dégager des parties charnues ; enfin j'essaie de la piquer avec une érigne à angle très aigu ; ici, il faut le dire, j'éprouve la plus grande difficulté ; ni de bas en haut, ni de haut en bas, ni en travers, je ne puis la saisir seule. La profondeur de la plaie, le sang qui la remplit sans cesse, et surtout la mauvaise courbure de l'érigne rendent mes tentatives infructueuses ; déjà il s'était écoulé environ quinze minutes depuis le commencement de l'opération ; la respiration de l'enfant s'embarrassait de plus en plus ; la mort paraissait imminente ; dans ce moment difficile, je sentis qu'il fallait me presser. Pour en finir, je n'hésitai point à agrandir inférieurement la plaie ; dès lors la trachée fut plus à découvert ; il y eut moins de difficulté à la saisir et à la soulever. Je me servis de préférence d'une simple érigne à disséquer que j'avais déjà employée en vain. Je fis une ponction ; un bruit d'air crépitant, parti de la petite ouverture, s'entendit aussitôt ; ce bruit ne saurait trop être signalé ; à mon avis, il a ici une signification et une importance presque analogues à l'écoulement de la sérosité après la section d'un sac herniaire. Ensuite, j'incisai, au moyen d'un bistouri boutonné, les quatre premiers anneaux de la trachée ; dès lors, *cessation de l'hémorragie.*

L'extrémité du dilatateur de M. Bretonneau est posée dans la plaie ; elle en augmente l'ouverture ; l'enfant respire alors moins difficilement. Des bouts de lambeaux pseudo-membraneux, poussés par les quintes de toux, se présentent à cette ouverture ; l'un d'eux peut être saisi par les doigts ; malheureusement il se rompt. Ce qui en fut extrait avait trois centimètres de long : il portait l'empreinte des cerceaux cartilagineux. Il venait du voisinage des bronches, et nous donna la conviction de l'envahissement de celles-ci par les concrétions pelliculaires ; des mucosités spumeuses sortirent en abondance, et obstruèrent tellement la plaie, que la respiration cessa et qu'une syncope survint. Je m'empressai, de concert avec mon confrère, de poser la canule Trousseau. Plusieurs quintes de toux que son introduction provoqua, firent cesser la syncope et déterminèrent l'expulsion de nouvelles mucosités. L'écouvillon enleva ce qui pouvait en rester. La petite malade reprit alors connaissance. La respiration devint assez libre. Le trouble de l'hématose diminua. La teinte rosée des lèvres reparut. Après quelques instants, l'enfant était assez bien pour être mise dans son lit. Elle s'endormit ; au bout d'un quart d'heure nous la quittâmes ; on peut affirmer qu'alors la respiration était normale.

10e jour de la maladie, 2e de l'opération : La jeune

Hubert est bien. Elle a peu de fièvre, la respiration serait calme, si quelques mucosités spumeuses et puriformes ne s'engageaient de temps en temps dans la canule, et ne la rendaient parfois bruyante ; mais sitôt qu'on les enlève au moyen de l'écouvillon ou de l'éponge, elle reprend son rhythme habituel.

Dans le cours de la journée, la trachée est cautérisée deux fois, la canule constamment laissée en place. (Régime : Bouillon, lait, tisanes nutritives.) La petite malade fut visitée plusieurs fois dans la soirée ; la respiration n'avait subi aucune altération. La remarque en avait été faite à dix heures. A minuit, on vint me chercher en toute hâte : Émerance se mourait, disait-on. Je trouvai la respiration très difficile ; elle s'effectuait par la plaie ; heureusement la canule avait été enlevée par la mère ; car, sans cette précaution, la jeune Hubert eût succombé. En effet, des mucosités jaunes, épaisses et plastiques l'obstruaient. J'eus beaucoup de peine à les détacher. Après avoir, au moyen de l'éponge et de l'écouvillon, dégagé la trachée de ces mucosités et de certains fragments membraneux ramollis, je reposai la canule nettoyée. La dyspnée me sembla moindre.

Sur ces entrefaites, arrive mon confrère ; nous explorons ensemble la poitrine, sa résonnance est parfaite. Le murmure vésiculaire, obscurci dans le voisinage des grosses bronches, et surtout à gauche, est très-clair dans les régions inférieures et dans les cellules superficielles ou de réserve des régions supérieures. Ces grosses bronches, rétrécies par la présence de tuyaux pelliculaires, laissent difficilement passer l'air, et font entendre un râle sec, sibilant, des bruits anormaux de frottement, de ronflement, de soupape, etc.

Quel que fut le mieux survenu depuis la crise qui avait si gravement compromis les jours de la jeune Hubert, nous ne pûmes nous empêcher d'exprimer, en nous en allant, les craintes sérieuses que nous inspirait un pareil état de choses.

Il y avait à peine une heure que j'étais couché, lorsqu'on vint une seconde fois me chercher. Les mêmes accidents s'étaient reproduits; l'obstruction de la canule avait encore amené la suffocation, mais l'enlèvement de cette canule par la mère avait fait cesser ces nouveaux accidents. Elle était pleine de matières puriformes et adhérentes à ses parois. La même matière tapissait l'ouverture trachéale. Quelques fragments de membranes ramollies s'y trouvaient aussi. De quarante inspirations par minute, il n'y en eut bientôt plus que trente. La circulation devait nécessairement se ressentir de ce désordre. Le pouls était vite, petit et parfois à peine sensible. La chaleur de la peau était peu augmentée.

Pour mettre un terme à ces crises, je me décidai à placer en permanence, dans la trachée, le dilateur de M. Bretonneau, modifié par M. le docteur Leclerc et employé par lui avec succès en pareille circonstance. Il me paraissait plus convenable pour laisser sortir les mucosités et les concrétions. Il fut facile à appliquer, il tint bien, et, comme je l'avais espéré, l'expectoration n'eut plus d'entraves. Dès que les crachats mêlés de petits lambeaux pelliculaires se présentaient entre les branches du dilatateur, ils étaient saisis et entraînés par l'écouvillon ; la mère était placée près du lit pour cette manœuvre. La dyspnée devenait alors moindre. Toute la nuit se passa dans une grande agitation, et des soins continuels.

Le troisième jour de l'opération, sept heures du matin. Le dilatateur ne s'est pas dérangé. Il fonctionne à la place de la canule Trousseau. Léger amendement. Les inspirations n'ont plus lieu que 33 fois par minute. Mais la fièvre existe. Le pouls bat 129 fois. (Continuation des cautérisations qui se font avec facilité.)

Dans le cours du jour il y eut des alternatives de mieux et de pire ; les mucosités mêlées à de petits morceaux pelliculaires se présentent de temps en temps, poussées par des quintes de toux, à l'orifice trachéal ; elles l'obstruent un peu, et rendent parfois la respiration si gênée, que l'enfant perd connaissance. Peu après, est expulsée une concrétion couenneuse, ovale, de la dimension d'une pièce de deux francs ; dès lors, il y a un mieux soutenu. Néanmoins, la respiration reste difficile toute la soirée et toute la nuit. A chaque instant, la mère passe sur l'ouverture l'écouvillon ou l'éponge, et retire des matières puriformes. Il est évident que les membranes diphthéritiques s'évacuent sous forme de bouillie. La fièvre est plus prononcée que la veille. Malgré les quintes de toux, les mouvements presque convulsifs de l'enfant, et le relâchement des liens, le dilatateur ne se dérange qu'une seule fois. La plaie reste alors béante pendant une demi-heure. Les cerceaux cartilagineux ne se referment pas; la dyspnée reste la même.

Le quatrième jour, expectoration moins abondante; la respiration est moins difficile; le dilatateur est ôté pendant deux heures. Au bout de ce temps, la dyspnée s'accroît; il est replacé aussitôt. La nuit est calme; la respiration assez libre. La jeune malade expectore encore moins; elle ne prend que des liquides.

Le cinquième jour, invasion d'aphthes sur la langue; son gonflement est assez considérable pour s'opposer à la déglutition. L'alimentation se fait à l'aide de lavements de bouillon et de lait. En quelques jours cette nouvelle affection disparaît, sous l'influence d'un traitement approprié; pendant ce temps, il y a une amélioration progressive de l'affection des voies aériennes. L'expectoration continue toujours, mais diminue de plus en plus. Elle prend l'aspect de crachats muqueux.

Enfin le huitième jour, le mieux est assez sensible pour donner des espérances fondées de guérison. Chaque soir on ôte le dilatateur; l'enfant reste quelques heures sans l'avoir dans la trachée. Lorsque la respiration s'embarrasse un peu, le père le replace lui-même très facilement. Le seul inconvénient qu'il trouve, ainsi que moi, à son application, consiste dans la longueur du temps qu'il faut mettre à tourner les vis. De la titillation de la trachée par les extrémités de cet instrument, il résulte des quintes de toux qui les chassent, et obligent à recommencer la manœuvre.

Au neuvième jour, le mieux est plus prononcé.

Dixième jour, l'enfant demande à manger; on lui donne de la panade.

Le dilatateur est ôté pour toujours. Les bords de la plaie sont réunis au moyen de bandelettes agglutinatives. L'air passe facilement par la glotte. Quoique la réunion immédiate n'ait pu avoir lieu, la cicatrisation n'en va pas moins rapidement. Au bout de cinq jours (quinzième de l'opération), elle est parfaite. La jeune Hubert est en pleine convalescence. Elle se nourrit assez bien. L'aphonie a cessé.

Un petit abcès, placé entre la peau et la partie antérieure du larynx, est venu retarder la convalescence. Du moment où il a été possible de l'ouvrir, une ponction a été faite avec la lancette, et la guérison ne s'est plus fait attendre. Dès son apparition, le passage de l'air par la glotte et le larynx avait été difficile; aujourd'hui ce passage de l'air par les voies aériennes se fait librement.

Enfin la malade jouit présentement de la plénitude de la santé.

La guérison d'un croup par la trachéotomie, lorsque les pseudo-membranes se sont propagées dans les bronches et l'engouement de la canule Trousseau, ne sont-ils pas des faits dignes d'attention? Cet engouement s'est renouvelé deux fois à une heure d'intervalle ; il eût infailliblement fait périr l'enfant, sans la présence d'esprit de la mère. Un pareil accident est une nouvelle preuve du danger qu'il y a de se servir des canules, quand il n'est pas possible d'exercer sur elles une surveillance active et permanente. Ici, au contraire, les bons effets d'un instrument qui dilate la plaie et qui n'expose pas à l'engouement sont manifestes.

Quels que soient les heureux résultats que l'on ait lieu d'espérer de la trachéotomie, cette opération et ses suites sont souvent trop graves pour qu'on doive la tenter aussitôt que les voies aériennes sont envahies par les fausses membranes.

Des moyens de salut existent encore dans les cautérisations faites avec une solution de nitrate d'argent (1) : c'est le cas de les multiplier, de les répéter trois et quatre fois par jour. Les succès dont une telle persévérance a été couronnée, ne doivent pas être perdus pour la science.

______

(1) Le degré de force de la solution de nitrate d'argent doit être variable, suivant les cas. Cette solution sera de 1/4 de nitrate d'argent sur 3/4 d'eau distillée, pour les enfants qui font le sujet des observations de diphthérites laryngiennes, et dont l'âge est à peu près le même. Elle sera 1/3 sur 2/3 d'eau distillée pour la fille Brosseau, âgée de 29 ans, et pour les filles Louise et Véronique Pinay, l'une âgée de 10 et l'autre de 8 ans, affectées les deux premières de diphthérites pharyngiennes, et la troisième de diphthérite trachéale.

ainsi, dans les observations suivantes, on verra que des cautérisations nombreuses ont triomphé de diphthérites laryngiennes et trachéales. En signalant de pareils succès , je ne cherche pas à dissimuler les revers qui arrivent malgré cette médication. Je veux seulement donner de nouvelles preuves des chances qu'elle offre, et qu'il ne faut pas négliger, en attendant le moment où l'on doit avoir recours à la trachéotomie.

M. le professeur Trousseau, en passant en revue les divers traitements opposés au croup, a dit (1) que les conditions les plus favorables à la trachéotomie, étaient celles où aucun traitement n'avait été fait. Il me semble néanmoins que les nombreuses cautérisations que l'on est obligé de pratiquer pour modifier l'inflammation pelliculaire, contribuant aussi à faire cesser l'exsudation couenneuse, peuvent empêcher sa propagation dans les bronches, et par là aider à la réussite de l'opération.

2ᵉ OBSERVATION. — *Diphthérite Laryngo-Trachéale.*
(Croup.)

Désirée Guillaume, de Saint-Symphorien, près Tours, âgée de six ans, est atteinte de mal de gorge le 8 octobre 1835 ; elle est soucieuse, souffrante ; pourtant elle mange,

(1) Page 4 du *Journal des Connaissances Médico-Chirurgicales,* deuxième année (1833—1834).

elle s'occupe suivant son habitude. Rien encore n'inspire d'inquiétude à ses parents. La diphthérite pharyngienne a cela d'insidieux, qu'elle laisse dans une fausse sécurité. Peu de souffrance, peu de gêne dans la déglutition, fièvre moindre que dans la plupart des angines. Cependant quelle différence pour le danger ! Il n'appartient réellement qu'à un homme de l'art de distinguer ce mal de gorge d'un autre, d'en reconnaître et d'en signaler toute la gravité.

Quatre jours s'écoulent, sans que la mère de la malade songe à réclamer les secours de la médecine. La respiration croupale, ce signe effrayant, éveille seul sa sollicitude ; elle en est alarmée, et alors elle me prie de venir en toute hâte (22 octobre, quatrième jour de la maladie).

Quand je vis l'enfant, la toux était rauque, la dyspnée extrême, le sifflement laryngo-trachéal très prononcé ; il y avait aphonie. De fausses membranes tapissaient le pharynx ; elles avaient même pénétré dans le larynx et la trachée ; la diphthérite, devenue laryngo-trachéale, m'apparut dans toute son intensité. M. le docteur Bretonneau, consulté, constata les caractères de cette affection et sa gravité. Il déclara aussi qu'elle avait envahi les voies aériennes.

Nous pensâmes que cette maladie, au degré où elle était arrivée, offrait peu de chances de guérison. Notre pronostic fut donc des plus fâcheux.

Cependant nous arrêtâmes qu'on emploierait les cautérisations, et il fut convenu qu'elles seraient souvent répétées. Je me chargeai de les faire. Trois fois par jour , je portai une éponge imbibée d'une solution de nitrate d'argent dans le pharynx ; j'eus soin de relever l'épiglotte en retirant l'éponge, et d'exprimer un peu de la solution à l'entrée de la glotte. Cette médication fut continuée avec persévérance. Au bout de trois jours, il y eut du mieux ; la respiration fut moins gênée, plus de sifflement ; je me bornai à faire deux cautérisations par jour. Le sixième jour, la respiration devint régulière ; elle n'était plus bruyante. Les cautérisations furent discontinuées. Enfin, le septième , la voix se fit entendre , l'enfant put parler et demander à manger. Elle se livra même aux amusements de son âge ; le neuvième, la membrane muqueuse du gosier était peu rouge , sans tache, ni tuméfaction. La jeune Guillaume était guérie ; mais sa mère commençait à ressentir les premiers symptômes de la même affection.

3ᵉ OBSERVATION. — *Diphthérite pharyngienne* (Angine maligne) (1).

Une tache blanche , lichénoïde , de la dimension d'un centime , observée sur l'amygdale droite tuméfiée et rougie

(1) Suivant M. Bretonneau, la diphthérite pharyngienne n'est généralement autre chose que l'angine maligne, et , lorsqu'elle a envahi le larynx , c'est le plus souvent le croup des auteurs. En démontrant l'identité de ces deux affections , ce médecin a prouvé que leur point de départ le plus ordinaire est sur les tousilles et leur terminaison dans les voies aériennes.

de la femme Guillaume ; un ganglion volumineux, faisant saillie sous l'angle de la mâchoire de ce côté, un peu de fièvre, indiquent assez la nature du mal et le traitement à suivre. Après trois cautérisations, faites à huit heures d'intervalle, la tache fut détruite, et la femme Guillaume préservée d'un grand danger.

Trois jours après, il ne restait ni rougeur de la muqueuse, ni tuméfaction de l'amygdale et du ganglion ; la guérison était assurée.

Quel précieux moyen que la cautérisation pour guérir cette maladie ! Là, le mal est des plus graves, l'action prolongée du caustique en triomphe ; ici, il commence, il est léger, quelques cautérisations suffisent.

Quelle conséquence tirer de la difficulté de la guérison dans le premier cas, de sa rapidité dans le second ? Sinon que les médecins ne sauraient trop pénétrer les parents de ce précepte, savoir : qu'aussitôt qu'un enfant souffre de la gorge, et surtout que des taches blanches y existent, que des ganglions des parties supérieures et latérales du cou sont devenus plus volumineux et engorgés, il faut réclamer les avis d'un médecin. Que de chagrins se seraient épargnés bien des mères, si elles avaient usé de cette sage précaution ! Il est si facile de guérir la diphthérite pharyngienne à son début ; et l'on a tant de peine à en arrêter la marche, lorsqu'elle a envahi les voies aériennes !

4ᵉ OBSERVATION. — *Diphthérite laryngienne* (Croup).

Le jeune Doisteau, de Tours, âgé de six ans, tombe malade le 3 juin 1840. Toux rauque, respiration difficile et sifflante, voix très-faible ; tels sont les principaux symptômes que présente sa maladie. Aucun prodrome n'avait précédé leur apparition.

Madame Doisteau, inquiète sur l'état de son enfant, me charge de lui donner des soins. J'examine d'abord les ganglions sous-maxillaires, dont l'énorme développement me frappe ; puis le fond de la bouche. J'y découvre de fausses membranes ; elles s'étendent fort avant dans le pharynx ; l'haleine est fétide. La respiration est trop gênée, je ne puis douter de leur existence dans le larynx.

L'indication est précise, la cautérisation me paraît être le seul moyen à employer ; elle est faite avec énergie, je la répète plusieurs fois le jour. Au quatrième, il y a un léger amendement ; le cinquième, cet amendement est notable ; le sixième, plus de cautérisations ; l'enfant est sauvé.

M. Bretonneau, mon célèbre maître, que j'ai vu souvent recourir à cette méthode avec succès, recommande, lorsque la maladie est grave, de toucher pendant quatre, cinq et six jours, les parties affectées, parce qu'au bout de ce temps, les fausses membranes, ordinairement, n'ont plus de tendance à se régénérer. Comme tant d'autres

affections, le croup a ses périodes de croissance et de décrois-
sance ; il est utile d'en tenir compte, pour le traitement,
car les pseudo-membranes qui naissent après cette époque
pourraient être regardées comme suspectes. Souvent,
alors, elles sont le résultat de l'action trop prolongée du
caustique.

5ᶜ OBSERVATION. — *Diphthérite laryngo-trachéale* (Croup).

Le jeune Binet, âgé de quatre ans, (rue du faubourg
Saint Eloi, à Tours) est le sujet de cette cinquième observation. Cet enfant, à l'époque où je le vis (22 avril 1841),
avait une bouffissure du visage prononcée. La pâleur de
son teint, l'aspect violacé des lèvres, la fétidité de l'haleine, la gêne et le sifflement de la respiration, qui étaient
extrêmes, me donnèrent à penser que les fausses membranes avaient envahi les voies aériennes. Elles étaient trop
apparentes sur les amygdales, le voile du palais, la luette
et le pharynx, pour ne pas me faire croire à leur existence
dans le larynx ; il y avait même à craindre qu'elles n'eussent pénétré jusque dans la trachée.

Malgré la résistance du jeune malade, les cautérisations
furent faites six fois dans l'espace de quarante-huit heures ;
puis deux fois le jour, puis une fois. Enfin elles furent
supprimées le sixième jour du traitement (neuvième de
la maladie). Il n'y avait plus alors crainte de danger. Le

mieux était très-marqué. Un bon régime, des soins hygiéniques bien entendus ont achevé la guérison.

6e OBSERVATION. — *Diphthérite laryngienne* (Croup).

Quelle que soit l'action rapide du caustique pour arrêter les progrès de la diphthérite, il est cependant possible,
quand les fausses membranes sont sur le point de franchir
l'isthme du larynx, de voir une première cautérisation ne
pas faire cesser l'exsudation couenneuse. C'est ce que j'ai
remarqué dans l'affection croupale de Jean Fleuriou, âgé
de trente mois, demeurant dans la varenne la Riche, près
Tours. Cet enfant, à ma première visite, présentait bien tous
les caractères de l'angine diphthéritique pharyngienne, mais
rien encore qui pût faire soupçonner l'envahissement de
l'orifice aérien. J'espérais en arrêter les progrès par une
première cautérisation. Je la fis le lundi (15 janvier 1842),
à huit heures du soir; mais quelle ne fut pas ma surprise,
lorsque le lendemain matin j'entendis la toux croupale, et
que la dyspnée et un peu de sifflement laryngo-trachéal
m'avertirent que les fausses membranes avaient pénétré
dans le larynx.

Cependant, sans trop m'alarmer de ces fâcheux symptômes
j'eus recours aux cautérisations; l'expérience m'avait assez
fait connaître leur efficacité en pareil cas pour y avoir con-
fiance. Je touchai donc avec l'éponge imbibée de la solu-

tion caustique toute la muqueuse pharyngienne, trois fois en douze heures ; puis, le lendemain, deux fois. Je continuai pendant quatre jours cette médication. Le cinquième, tous les symptômes ci-dessus mentionnés avaient disparu. L'enfant était bien ; rien n'est venu retarder la convalescence, qui a été rapide.

7ᵉ OBSERVATION. — *Diphthérite laryngienne* (Croup).

Louise Gervais, âgée de huit ans, ressent, le jeudi 4 décembre 1842, un peu de malaise ; elle tousse, elle souffre de la gorge, elle éprouve le besoin de rester auprès du feu. Quoiqu'elle mange, son appétit est beaucoup diminué. Trois jours s'écoulent sans qu'il survienne de changement dans cet état. Le quatrième, la respiration devient difficile, bruyante ; la fièvre se déclare. Les parents s'inquiètent, ils m'envoient chercher. Mon premier soin est d'explorer la poitrine : elle est sonore, le murmure vésiculaire se fait entendre. J'examine l'arrière-bouche : je trouve les amygdales rouges, tuméfiées, et sur leurs parties postérieures quelques filaments blanchâtres ; il n'existe pas là d'autre trace de l'angine diphthéritique. Cependant le sifflement laryngo-trachéal est très-prononcé. La raucité de la toux est remarquable ; il y a aphonie. Le volume des ganglions sous-maxillaires s'est accru ; et déjà la pâleur du visage, la teinte légèrement bleuâtre des lèvres , et la petitesse du pouls m'avertissent d'un grand danger. L'obstacle mécanique à la respiration me paraît être dans le larynx, où, sans doute, l'exsudation couenneuse s'est primitivement faite.

Tout en signalant aux parents la gravité du développement primitif de cette affection dans les voies aériennes, je m'empresse de cautériser la membrane muqueuse du pharynx ; trois fois le premier jour, trois fois le deuxième jour, deux fois seulement le troisième, parce que j'avais constaté un peu de mieux dans l'état de l'arrière-bouche et de la respiration. Ce mieux étant plus apparent le quatrième jour, une seule cautérisation est faite. Le cinquième, la respiration est libre ; plus de sifflement, les ganglions cervicaux ont cessé d'être engorgés. Louise Gervais exprime le désir de manger , sourit de temps en temps et se livre à divers amusements : cessation des cautérisations. Le mieux est des plus prononcés.

Le sixième jour, l'état de Louise est si satisfaisant, que la guérison ne paraît pas douteuse. Il se maintient tel pendant trois jours ; mais le quatrième, elle a de la fièvre et ressent en s'éveillant une douleur au côté gauche de la poitrine. L'auscultation permet de constater une pneumonie du lobe inférieur du poumon gauche , puis du poumon droit. Malgré mes soins et la médication mise en usage , cette jeune personne succombe quatre jours après le développement de cette nouvelle affection.

Pendant son cours, les symptômes caractéristiques

de la pneumonie secondaire furent soigneusement cons-
tatés. Au contraire, ceux qui avaient d'abord décelé
le croup, ne reparurent pas. Il est donc évident que la
guérison de celui-ci avait eu lieu, que le traitement
topique avait arrêté l'exsudation couenneuse, et que
l'inflammation du poumon est, seule, la cause de la
mort. Malheureusement il n'est que trop démontré que
cette espèce de pneumonie a fait bien des victimes dans
les dernières périodes du croup, et à la suite de la trachéotomie. D'où provient-elle? quelle est sa nature? quel
traitement lui opposer? jusqu'à présent elle a presque
toujours été funeste; il ne me semble pas possible de l'attribuer, dans ce cas-ci, à l'introduction de la solution de
nitrate d'argent dans les bronches : car, lorsqu'elle parut,
les cautérisations avaient été cessées depuis quatre jours. Ne
serait-elle pas plutôt due le plus souvent à la présence
dans les ramifications bronchiques de quelques fragments
membraniformes en putrilage ou en voie de ramollisse-
ment? Ceux-ci peuvent alors devenir un véritable point
d'irritation et, par conséquent, la cause première de
cette redoutable pneumonie. Aussi, pour la prévenir dans
la convalescence, on ne saurait trop entourer le malade
de soins et de précautions.

J'ai dû me demander, la première fois que je vis la malade, si je n'avais pas affaire à une angine striduleuse;
une pareille idée appela toute mon attention. Mais l'existence des filaments pseudo-membraneux, situés sur les

amygdales, le développement anormal des ganglions sous-
maxillaires, et la prolongation de la respiration croupale,
éloignèrent de moi cette idée. Enfin, le souvenir d'une
affection absolument identique dont Anne B*** fut victime, acheva de fixer mon opinion. J'avais donné des soins
à cette enfant ; j'ai donc pu constater l'identité des symptômes.

Dans le temps, j'ai fait la nécropsie d'Anne B*** ;
de fausses membranes furent trouvées dans le larynx,
la trachée-artère et les bronches. Elles étaient minces ;
elles adhéraient fortement à la membrane muqueuse.
Elles parurent à M. le docteur Frédéric Leclerc, présent
à la nécropsie, et à moi, tout à fait diphthéritiques.
J'ai acquis, par là, la certitude que non-seulement une
erreur de diagnostic n'avait pas eu lieu, mais encore, que
la diphthérite peut affecter le larynx, sans avoir paru de
prime abord dans le pharynx. Les résultats de cette nécropsie me fortifient en outre dans la pensée que Louise
Gervais a été atteinte d'une diphthérite laryngienne, et
que ses jours eussent été sauvés par le traitement topique,
sans l'apparition d'une pneumonie secondaire, au moins
aussi redoutable que celle qui vient souvent compliquer
la dothinentérie.

8e OBSERVATION. — *Diphthérite laryngienne* (Croup).

Etienne Sommier (commune de Saint-Etienne-extrà près Tours), âgé de quatre ans, d'une belle carnation, se plaint, le 27 février 1843, de mal de gorge. Il tousse un peu, il est brûlant, le pouls a de la fréquence. Les amygdales et toutes les parties ambiantes examinées ce jour-là même ne présentent que de la rougeur et de la tuméfaction. Point de taches blanches. Les deux jours suivants, j'examine encore l'arrière-bouche avec attention; je ne vois aucune trace de concrétions diphthéritiques. L'enfant, quoique mal à l'aise, mange et reste levé. Dans la nuit du premier janvier 1843, la respiration s'embarrasse, elle devient sifflante, la toux est rauque, la voix se voile. A cette apparition subite de symptômes effrayants, je me hâte de faire l'examen des amygdales; j'aperçois seulement sur leur partie postérieure deux petites concrétions : d'où vient donc une si grande gêne dans la respiration? Ces deux concrétions ne peuvent l'expliquer. Elle vient plutôt, ce me semble, du développement de fausses membranes dans le larynx. Bien convaincu de leur présence dans cet organe, j'ai recours aux cautérisations. Nonobstant, j'invite mon confrère, M. le docteur Anglada, à visiter le jeune Sommier. Il voit les deux concrétions; il constate la gêne de la respiration, et croit aussi à l'existence d'une diphthérite laryngienne. Les ganglions cervicaux sont assez développés.

Mon confrère et moi, nous sommes d'avis de continuer les cautérisations et de les répéter plusieurs fois par jour; il y joint comme moyen auxiliaire, et dans le but seulement de favoriser l'expulsion des fausses membranes, une potion vomitive. Les cautérisations ne sont cessées qu'après le quatrième jour. Le cinquième, le mieux est manifeste, et les symptômes qui m'avaient révélé l'existence de l'angine diphthéritique ont disparu. L'enfant désire manger, et commence à jouer. Le sixième, il entre en convalescence.

Il n'est pas douteux, dans ce cas-ci, que la maladie se soit développée dans le larynx en même temps que sur les tonsilles. Cette forme a malheureusement été quelquefois observée à Tours depuis un an; si elle est très-fâcheuse, elle est heureusement bien rare.

.9e OBSERVATION. — *Diphthérite laryngienne* (Croup.)

Louise Gautier, de Saint-Pierre-des-Corps, est prise d'une diphthérite laryngienne, au moment où sa mère guérissait d'une angine couenneuse commune. Cette enfant, âgée de trois ans et demi, ressent de la douleur à la gorge. Sa mère l'entend se plaindre; elle en est d'autant plus alarmée, qu'elle savait que je traitais dans le voisinage

une des camarades de cette enfant, atteinte d'une diphthérite pharyngienne intense qui, sans le traitement topique,
eut envahi les voies aériennes. Elle me prie de donner des
soins à sa fille. J'examine l'arrière-bouche, je trouve sur
chaque tonsille, rouge et tuméfiée, deux ou trois points
blancs ; la muqueuse du voile du palais et du pharynx est
également rouge ; le volume de quelques ganglions sous-
maxillaires et cervicaux est anormal; fièvre modérée ; je
ne vois rien dans ces symptômes qui m'oblige à agir activement. Je m'en tiens donc à faire une médecine exspec-
tante. Pendant la nuit, redoublement de fièvre.

Le 31 mars, deuxième jour de la maladie, paroxisme.
Les points blancs se sont accrus, réunis, et forment de
véritables concrétions ; ces concrétions ne recouvrent cependant pas encore toute l'étendue des tonsilles. Cette angine me paraît avoir beaucoup de rapports avec celle de
madame Gautier, sa mère (1). Je prescris un vomitif, qui
produit un effet très-copieux.

Huit heures du soir : les taches ne se sont pas accrues, la
fièvre est la même; mais on entend parfois dans les inspirations un léger bruissement. La toux est un peu rauque ;
le timbre de la voix commence à s'altérer. Plusieurs fois
j'examine la muqueuse du pharynx ; elle est d'un rouge
prononcé. Je ne puis y trouver de taches blanches. J'ose

____

(1) Voyez à la 3ᵉ partie de ce Mémoire 2ᵉ et 3ᵉ observation d'angine
couenneuse commune.

encore espérer que le bruit anormal de l'inspiration est dû seulement à l'enchifrènement de la glotte. En conséquence., j'ai recours de nouveau au vomitif. Nouvelles et nombreuses évacuations glaireuses.

Le 1er avril, 10 heures du matin : la toux n'est pas aussi rauque, néanmoins la voix est affaiblie et plus enrouée. Pendant l'inspiration, il existe un sifflement marqué. Il y a peu de fièvre. Le volume des ganglions cervicaux va toujours croissant. Il est évident que les accidents s'aggravent. J'éprouve de sérieuses inquiétudes. Pourtant les concrétions n'ont pas augmenté. La nuit, la gêne de la respiration devient parfois si grande, que les parents s'effraient, et m'envoient chercher à une heure du matin. Je trouve l'oppression très-forte, et le sifflement laryngo-trachéal très prononcé. Je ne doute plus de l'existence d'une diphthérite laryngienne ; je me décide aussitôt à cautériser. Deux fois de suite, je porte dans le pharynx l'éponge imbibée de la solution caustique ; puis trois autres fois dans l'espace de vingt-quatre heures.

Le 2 avril, 8 heures du matin, nulle aggravation dans les symptômes. Une cautérisation est faite, puis une autre le soir à neuf heures ; à cette époque aucun mieux n'est encore observé. Le 3 avril, la voix est plus couverte, la toux plus rare et moins rauque, le sifflement laryngo-trachéal a diminué. Deux cautérisations sont faites dans la journée. Le soir, même état. Le 4 avril, la toux n'est plus croupale, elle devient grasse ; la voix commence à s'éclaircir, la respiration est peu bruyante et peu gênée ; une seule et dernière cautérisation est faite. Le cinquième jour, l'enfant, visitée à midi, est trouvée dans un état satisfaisant. Pendant trois jours de suite, je continue mes visites, et je remarque qu'elle va de mieux en mieux.

Enfin, au dixième jour de la maladie, la guérison paraît assurée.

Louise Gautier a été mise à la diète ; elle n'a pris, dans le cours de sa maladie, que des aliments liquides et des tisanes nutritives ; tels que l'eau d'orge, de riz, de poulet, etc. Il en a été de même pour les individus qui font le sujet des observations précédentes.

Au moment où j'avais à établir mon diagnostic sur la nature de l'angine de Louise Gautier, j'eus aussi à donner des soins à Jules Bertet, âgé de treize mois, affecté d'angine striduleuse (1). Aucun signe précurseur n'avait annoncé cette angine. La toux avait paru subitement, elle était rauque, éclatante ; les inspirations étaient sifflantes, la dyspnée était très-prononcée, les lèvres un peu cyanosées. Le visage, au contraire, avait conservé sa coloration vermeille. Aucun ganglion cervical ou sous-maxillaire n'était engorgé. L'arrière-bouche était à peine rouge, la déglutition se faisait avec facilité. Il y avait de la fièvre. Toute la maladie semblait consister dans l'altération du timbre de la voix, le caractère de la toux, et dans la gêne extrême de

______

(1) Pseudo-croup de M. Guersant.

la respiration; ces symptômes, en apparence très-alarmants, diminuèrent au bout de vingt-quatre heures. Trente-six heures après l'invasion de la maladie, ils avaient disparu sans traitement topique.

Au contraire, chez la petite Gautier, le gonflement des ganglions cervicaux, le sifflement laryngo-trachéal, et la gêne de la respiration, allèrent en augmentant pendant trois jours, et ne cessèrent que le cinquième, et encore seulement à l'aide des cautérisations.

L'apparition, au même moment, de deux affections si semblables en apparence, et si différentes en réalité, ne pouvait être plus opportune. Elle m'a mis à même de constater leurs symptômes différentiels, et, par la comparaison, de tirer d'utiles inductions pour le diagnostic propre à chacune d'elles.

En réfléchissant aux bons effets des cautérisations dans la diphthérite laryngienne, soit primitive, soit secondaire, on doit se demander quel est leur mode d'action. Sans doute il est difficile de répondre à une pareille question. Je vais cependant essayer de la résoudre.

Les cautérisations me paraissent agir de deux manières :

1° La solution caustique exprimée sur la glotte, et pénétrant dans le larynx par un effort d'aspiration, cautérise la membrane muqueuse, modifie, éteint l'inflammation spéciale, en même temps qu'elle désorganise les concrétions.

2° L'irritation qu'occasionne cette solution sur la membrane muqueuse pharyngienne, où on l'applique, est sans cesse renouvelée par les cautérisations. Elle finit par appeler là un afflux de secrétion des plus abondants. C'est cet afflux qui doit contribuer à faire cesser l'exsudation couenneuse dans les voies aériennes, séparées seulement par une cloison très mince des voies alimentaires.

Telle est du moins mon opinion.

Je ne crois pas qu'il puisse en être autrement, surtout quand je songe à la difficulté qu'on éprouve à détruire les pseudo-membranes, lorsqu'elles n'existent que dans le pharynx. Je sais par expérience qu'il faut pour cela toucher, souvent et fortement, avec la solution caustique. D'ailleurs, celle-ci ne doit passer dans le larynx qu'en petite quantité ; son introduction n'a peut-être même pas lieu à chaque cautérisation. Comment donc, par sa seule action immédiate, pourrait-elle triompher du mal ? Cette action est encore plus douteuse lorsque les pseudo-membranes ont envahi la partie inférieure du larynx, la trachée-artère, ou l'origine des bronches.

On concevra du reste qu'il est utile d'exprimer un peu l'éponge après l'avoir imbibée de la solution caustique, et cela dans le but d'en laisser couler le moins possible dans l'estomac. En effet, si à chaque cautérisation il s'en épanchait dans cet organe, il pourrait à la longue en résulter des phénomènes d'intoxication. Le meilleur moyen de les éviter, est donc de n'en imprégner l'éponge que d'une quantité suffisante pour cautériser convenablement les parties affectées.

Quoique la thérapeutique de la diphthérite soit bien avancée, on peut encore en appeler à l'expérience pour recueillir des renseignements précieux.

Le traitement topique, par exemple, pour agir sûrement, a besoin de règles.

Le degré de force du caustique, le nombre des cautérisations, ne doivent-ils pas varier suivant l'âge du sujet, sa force, la durée, la tenacité, la gravité de la maladie, etc., etc? Je touche ici un point bien important. La solution en appartient au savant auteur du *Traité de la diphthérite*, aussi je m'abstiendrai de plus longs détails à ce sujet, et je me bornerai à exprimer mon admiration pour un traitement qui arrache tant de victimes à une mort certaine, et qui permet au médecin de porter un pronostic en quelque sorte assuré. Un exemple choisi entre plusieurs servira à démontrer l'exactitude de cette assertion.

10ᵉ et 11ᵉ OBSERVATIONS. — *Diphthérites, pharyngienne et laryngienne.*

Louise et Véronique Pinay, demeurant au village de Saint-Sauveur, près Tours, âgées l'une de dix ans et l'autre de huit ans, tombent malades. Elles se plaignent de malaise ; elles ont des horripilations , de la soif ; à peine éprouvent-elles de la difficulté pour avaler. L'appétit est modéré. De chaque côté du cou existent des ganglions volumineux , engorgés, douloureux. Le volume extraordinaire de ceux-ci , et la douleur qu'ils causent, plus que tout le reste , inquiètent vivement la mère.

Lorsque je vis ces enfants, on ne me parla d'abord que des glandes du cou engorgées ; elles paraissaient seules préoccuper les gens de la maison. Pour moi, elles eurent une signification toute particulière ; elles me conduisirent , soupçonnant l'existence de la diphthérite, à faire l'inspection de la gorge. Les amygdales, le pharynx se présentèrent couverts de concrétions diphthéritiques. Chez l'aînée , ces concrétions n'avaient pas encore franchi la glotte ; mais chez la cadette, elles avaient envahi les voies aériennes. L'oppression la plus grande , le visage plombé, bouffi , les lèvres cyanosées , enfin les signes d'une asphyxie prochaine étaient si manifestes, que je n'hésitai point à déclarer que cette enfant était sans ressources, si on n'avait recours à la trachéotomie ; malheureusement elle fut refusée. — Au contraire , je donnai les plus grandes espérances pour l'aînée. D'où venait l'assurance avec laquelle je me prononçais ? De l'expérience que j'avais acquise des bons effets de la solution caustique pour enrayer l'exsudation, lorsqu'elle est bornée au pharynx. Je m'empressai donc de cautériser plusieurs fois pendant les vingt-quatre heures et pendant six jours de suite les parties malades.

Ainsi fut sauvée cette enfant, vouée à une mort certaine, si je n'eusse pas eu recours à ce traitement.

La sœur cadette fut également soumise à l'action médicatrice du caustique ; mais peu de temps après elle expira.

Certainement je n'aurais pu espérer la guérison de l'aînée de ces deux filles, ni par les vomitifs, ni par les dérivatifs sur le tube intestinal ou sur la peau, ni par des évacuations sanguines, ni par aucun autre agent thérapeutique. Aujourd'hui l'expérience a fait justice de ces médications. Elles s'adressaient, sans aucun doute, à des maux de gorge d'une nature différente de celle de la diphthérite, toutes les fois qu'elles ont agi efficacement entre les mains de certains médecins.

Les maux de gorge les plus susceptibles d'être confondus avec la diphthérite dont la marche est essentiellement envahissante, sont : 1° Dans le pharynx : l'angine couenneuse commune, l'angine scarlatineuse et l'angine pultacée ; 2° Dans le larynx et la trachée : l'angine striduleuse, l'angine œdemateuse et la trachéite. Ces diverses angines peuvent guérir par les seuls efforts de la nature ; or, en prenant les trois dernières pour la diphthérite laryngienne (croup) (erreur de diagnostic qui a souvent eu lieu), on prépare aux médications dont je viens de parler, un succès facile : succès que, dans cette affection, l'on ne peut obtenir que par le traitement topique ou la trachéotomie.

Aujourd'hui les faits sont nombreux pour prouver la

vérité de cette assertion. Le temps n'a-t-il pas aussi suffisamment prouvé jusqu'à quel point sont rares les guérisons spontanées. Le traitement topique a seul la puissance de détruire le mal ; les travaux du docteur Bretonneau l'ont complètement démontré ; quand ce traitement ne réussit pas, quand le mal fait des progrès, il n'y a plus de ressource que dans la trachéotomie.

Cette opération est donc un moyen de salut que les médecins ne doivent pas négliger. Mais à quelle époque doit-elle être pratiquée ? Ici, comme dans la kélotomie, les opinions sont partagées ; quant à moi, si j'ose émettre la mienne, je dirai qu'il serait trop hâtif d'opérer aussitôt que les voies aériennes sont envahies ; qu'il faut encore cautériser souvent et fortement, que le moment de l'opération n'est arrivé que lorsqu'il n'y a plus rien à attendre des cautérisations, c'est-à-dire lorsque les signes qui précèdent l'asphyxie commencent à paraître, que la dyspnée est considérable, et que l'aspect du malade annonce que la vie ne peut se prolonger au-delà de six à sept heures. A cette époque, les cautérisations doivent être cessées et faire place à la trachéotomie. Alors plus de retard ; si l'on attend le dernier moment, on en rend les chances bien plus douteuses ; l'hématose ne se faisant que très difficilement, la prostration étant excessive, on a beaucoup de peine à ranimer la vie près de s'éteindre.

Si l'on voulait encore insister sur les cautérisations, on verrait le spasme, le resserrement de la glotte qu'elles déterminent, ajouter à la violence de la suffocation, puisque moins d'air passerait par les voies aériennes déjà trop rétrécies. Plusieurs enfants ont succombé, à ma connaissance, par suite de cette manœuvre intempestive. Par conséquent, si l'on opère dans les conditions que je viens d'indiquer, on s'assurera beaucoup plus de chances de guérison; et celles-ci seront d'autant plus grandes, que les signes de l'asphyxie auront commencé à une époque plus éloignée du début de la maladie, que l'union des fausses membranes à la muqueuse trachéale aura déjà perdu de sa force.

Il sera permis, on l'a dit avec raison, de bien augurer de l'opération, quand on reconnaîtra que les membranes sont encore au-dessus de l'incision des cerceaux cartilagineux; et l'on devra porter un pronostic fâcheux, lorsqu'elles seront descendues plus bas. Cependant, quand elles se détacheront facilement, que des fragments seront fréquemment expulsés par des quintes de toux, on ne devra pas perdre toute espérance (1) : car ce sera la preuve que leur adhérence avec la muqueuse est moins intime, que l'exsudation couenneuse a cessé de se faire, que la maladie est à son dernier période, et que la nature n'a plus besoin que d'aide pour en faciliter l'expulsion.

(1) Voyez la première observation de ce mémoire.

DEUXIÈME PARTIE.

Quand on a pratiqué la trachéotomie, on n'a pas encore tout fait pour conduire la maladie à bien. Le choix des instruments, soit pour donner passage à l'air, soit pour dilater la plaie, soit pour extraire des morceaux de fausses membranes, est d'une grande importance. Si la nature n'était aidée, souvent dans ce cas elle serait impuissante.

Aura-t-on recours aux canules (1)? Mais l'expérience a démontré qu'elles s'engouent, et que leur engouement peut avoir les suites les plus funestes. Aura-t-on recours aux instruments qui dilatent? Sans doute ce sont ceux-là qu'il faut employer; pourtant, il y a parmi eux un choix à faire.

Se servira-t-on de la baleine recourbée de Maréchal,

(1) Voyez page 41 du *Journal des Connaissances médico-chirurgicales*, tome 1er; de la Trachéotomie dans la période extrême du croup, par Trousseau.

Et page 182, tome 3 du même journal : Propositions sur le croup et la trachéotomie, par E. Gendron.

Voyez aussi page 23 du Recueil des travaux de la Société médicale du département d'Indre-et-Loire, 2e série, 1er trimestre de 1842.

des instruments des docteurs Gendron, Maslieurat, Frédéric Leclerc, etc.? Tous ces instruments sont indubitablement préférables aux canules; ils ont sur celles-ci l'avantage de dilater la plaie, sans nuire au passage de l'air, sans arrêter les mucosités, sans favoriser l'engouement. Mais ont-ils atteint le degré de perfection auquel on peut arriver? Je ne le pense pas.

Les deux instruments que je vais décrire et à la confection desquels j'ai apporté le plus grand soin, me paraissent mériter la préférence. Ils sont le fruit de mes méditations; je les soumets à l'expérimentation de mes confrères. En voici la description.

Premier dilatateur trachéal (1).

A. Bouton moleté de la grande vis de rapprochement, et d'écartement à deux filets. Cette vis est semblable à celle de la canule Gendron. On pourrait la remplacer avec avantage par un ressort élastique convenablement disposé dans un cylindre.

B. Cylindre qui contient la grande vis, laquelle fait mouvoir la plaque droite.

(1) Voyez figure 7, planche première où cet instrument est indiqué ainsi que ceux qui suivent.

C. Plaque mobile soudée au tube de la vis.

D. Plaque immobile soudée au cylindre.

E. Quatre trous pour fixer les galons, et les nouer sur les côtés du cou.

F. F. Supports des petites vis à deux filets.

G. G. Petites vis et leurs têtes moletées.

H. H. Valves longues de vingt-cinq millimètres, larges de huit millimètres.

K. K. Écrous de valves.

Manière d'appliquer cet instrument.

L'introduction des valves au centre de la plaie étant faite, l'on tourne la grande vis, pour leur donner, ainsi qu'aux plaques, l'écartement que l'on veut. Ces dernières doivent être immédiatement appliquées sur la peau, et longer les bords de la plaie. Elles doivent être fixées par des galons. Au moyen des petites vis on peut allonger ou raccourcir les valves, avant de les placer ou après.

Figure 6, second dilatateur trachéal.

A. Réunion des branches au moyen d'une charnière tenue par une vis.

B. B. Quatre fentes pratiquées au-dessus et au-dessous

de la charnière , pour poser des galons qui doivent supporter le poids de l'instrument.

C. C. Valves ou extrémité supérieure et libre des branches.

Ces valves sont longues de huit millimètres , larges de trois millimètres et terminées un peu en cône, pour entrer facilement dans le conduit auditif externe ou dans les narines (1).

D. Plaque demi-circulaire , échancrée.

E. Trous pour fixer des galons.

F. Coulisse soudée à la plaque qui fait une espèce de gaine à la valve droite , sur laquelle elle glisse.

G. Vis de pression qui fixe la coulisse et la plaque au point que l'on veut.

H. Extrémité inférieure des branches , sans anneaux ; un peu cambrée pour éviter la saillie du sternum.

I. Ressort qui dilate en même temps les branches dis-posées de telle sorte , qu'elles s'ouvrent à la fois des deux bouts.

K. Coulisse que l'on peut faire monter et descendre , et qui mesure le degré de dilatation des valves.

L. Vis de pression pour tenir fixée la coulisse.

MM. La pointe de la vis et celle du ressort portant sur une petite plaque d'acier, pour éviter la mâchure et l'usure de l'argent.

(1) Cet instrument peut aussi servir de Speculum auriculi vel nasi.

O. Pointe transversale pour empêcher les deux branches de se toucher et de se fausser.

Manière d'appliquer le second dilatateur.

Introduisez au centre de la plaie les valves rapprochées; lâchez la vis de pression de la coulisse des branches inférieures; faites glisser celle-ci jusqu'à ce que vous ayez le degré de dilatation dont vous avez besoin. Serrez alors la vis de pression, et maintenez l'instrument en place au moyen de galons.

Comparaison des principaux instruments inventés pour tenir écartées les lèvres de la plaie, après la trachéotomie, et donner passage à l'air.

Les dilatateurs, dont je viens de donner la description, occupent dans l'ouverture trachéale artificielle peu d'espace; ils ne peuvent, comme les canules, occasionner l'engouement. La garde-malade, au moyen de l'écouvillon ou de ma petite pince angulaire, qui est décrite plus bas, enlèvera aisément les mucosités et les débris de fausses membranes. Il suffit, pour les atteindre, de porter ces instruments à l'entrée de l'ouverture Il est inutile de les introduire dans le tuyau trachéal, comme on est obligé de le faire avec les canules.

A l'aide des valves, on peut donner à la plaie tous les degrés de dilatation nécessaires. Elles avancent dedans, mais ne pénètrent pas, comme celles de la canule Gendron, dans la portion non ouverte de la trachée. Elles ont été tenues assez longues, pour aller jusqu'au fond de la p'aie, quelle que soit sa profondeur.

J'ai cru indispensable de les rendre mobiles dans le premier dilatateur, afin de pouvoir les allonger, ou les raccourcir à volonté, et de faire servir cet instrument pour tous les âges. Dans le second dilatateur, la longueur des valves est assez grande pour suffire dans tous les cas, et cela sans gêner ; leur largeur a été calculée afin que les chairs tuméfiées fussent mieux retenues, et ne pussent rétrécir l'ouverture. Les valves doivent être posées au centre de la plaie, parce qu'elles la dilatent plus grandement et plus uniformément en cet endroit, que si on les plaçait à la partie supérieure ou inférieure. En bas, elles gêneraient le passage de l'air et des mucosités ; en haut, la dilatation qu'elles produiraient serait un peu aux dépens de la partie inférieure, où elle est plus nécessaire et où le gonflement des chairs non comprimées serait encore une cause fâcheuse de rétrécissement.

La disposition de ces instruments est telle, que la longueur et la largeur des valves répondront à toutes les indications. Que le sujet soit gras ou maigre, grand ou petit ; qu'il y ait tuméfaction œdémateuse ou emphysémateuse du cou, gonflement inflammatoire considérable des bords de la plaie ; que la trachée soit superficielle ou profonde, grosse ou petite, on pourra toujours donner à la plaie une étendue en rapport avec la dimension de la glotte et le calibre de la trachée : chose importante, car des maladies graves, telles que la pneumonie, l'asphyxie, pourraient résulter d'un défaut d'harmonie.

Ces instruments serviront aussi pour tous les âges. Chez les très jeunes enfants, où la petitesse de la trachée rend la trachéotomie plus difficile (1), ils seront introduits sans obstacle. L'introduction des canules, au contraire, sera presque impossible, à moins d'en avoir d'une dimension spéciale.

La canule Gendron est généralement préférée aux autres canules auxquelles il n'est plus possible de se fier aujourd'hui, parce que l'expérience a démontré qu'elles s'öbstruent; mais la longueur de ses valves nécessaire pour la maintenir en place, rétrécit le canal trachéal et l'expose à l'engouement (2). On ne saurait trop louer le mécanisme qui fait mouvoir la valve droite de cette canule.

La pince du docteur Maslieurat-Lagemard (3) me paraît construite d'après des idées fort ingénieuses ; mais peut-

---

(1) Ce sera bien le cas d'avoir recours à l'érigne trachéale décrite plus bas pour la pratiquer.

(2) Voyez aux pages 48 et 68 du Recueil des travaux de la Société médicale du département d'Indre-et-Loire, 2ᵉ série, 2ᵉ trimestre de 1842.

(3) Voyez à la page 171, tome X de la Gazette médicale de Paris, observations d'opérations de trachéotomie, pour des cas de croup, avec indications d'un nouveau procédé, par le docteur Maslieurat-Lagemard.

elle répondre à toutes les indications? Ses trois pointes en forme de fourchettes, courtes et non susceptibles de s'allonger, seront-elles assez longues, lorsque la trachée sera profondément située? Assurément, dans certains cas, elles seront insuffisantes. Ces pointes ne piqueront-elles point les chairs? N'en résultera-t-il pas des ulcérations? Cet instrument pourra-t-il dilater avec toute la mesure convenable? Le ressort n'étant retenu par rien, tantôt la dilatation sera trop grande, tantôt elle sera trop faible, suivant la résistance ou la mollesse des tissus. Cet instrument laisse, ce me semble, beaucoup à désirer. Pour qu'il pût servir convenablement, il faudrait obvier aux deux inconvénients principaux, savoir : 1º allonger les pointes, et les réunir à leurs extrémités, en recourbant sur celle du milieu les deux autres; 2º placer sur les branches que l'on aurait aplaties, une coulisse avec vis de pression, pour mesurer le degré de dilatation.

C'est à Bell qu'est due la pensée première d'écarter les bords de la plaie, (Dictionnaire des dictionnaires, page 556, *Trachéotomie*). Maréchal les écartait au moyen des deux extrémités d'une baleine recourbée.

La pince du professeur Trousseau (Velpeau, Atlas de médecine opératoire, planche 11, figure 6), que j'ai modifiée, me paraît plus facile à manœuvrer et d'un usage plus sûr que la pince Maslieurat. On peut mesurer très-exactement au moyen du ressort et de la virole que j'y ai fait adapter, le degré de dilatation; l'on peut aussi faire pénétrer l'extrémité des branches dans la plaie à telle profondeur que l'on veut. Il conviendrait de leur donner un peu plus de largeur, pour mieux déprimer et maintenir les chairs, lorsqu'elles sont trop gonflées.

Les anneaux ajoutent inutilement à la longueur ; leur poids pourrait peser douloureusement sur le haut de la poitrine, et déterminer de légères excoriations. A cela près, cette pince me paraît remplir les principales indications.

Le second dilatateur trachéal, sans avoir les inconvénients de cette pince, réunit tous ses avantages : il est de plus petite dimension ; ses valves sont droites et beaucoup plus larges ; une coulisse soudée à la plaque demi-circulaire, forme une espèce de gaine à la droite, sur laquelle on la fait glisser, et on la fixe, au moyen d'une vis de pression, au point où l'on veut. La plaque non-seulement mesure la longueur des valves dans la plaie, mais encore sert à la maintenir de la manière la plus solide, par des liens qui y sont attachés et tournent derrière le cou, sur le côté duquel on les noue. C'est une pièce utile et remarquable.

Les branches sont cambrées et sans anneaux ; la droite reçoit aussi une coulisse avec vis de pression, servant de point d'arrêt. La dilatation du ressort est convenablement graduée par cette coulisse, que l'on peut placer où cela est nécessaire.

Ce dilatateur me paraît mériter la préférence sur les autres instruments de ce genre ; parce qu'il n'est pas compliqué, parce que la manœuvre en est plus facile, plus rapide et plus sûre, parce qu'enfin on peut lui donner une triple destination.

J'ai fait connaître le rôle qu'il joue dans la dilatation des plaies de la trachée ; je vais maintenant indiquer les services qu'il peut rendre dans les maladies de l'oreille et des fosses nasales.

Otez la plaque demi-circulaire, rapprochez les deux branches de l'extrémité inférieure, en faisant glisser la coulisse au bout, fixez celle-ci avec la vis de pression, toutes les extrémités seront rapprochées; l'instrument sera fermé.

Lâchez la vis de pression, faites glisser la coulisse vers la charnière ; introduisez alors le bout des valves dans le conduit auditif externe ou dans une narine ; ne pressez que modérément sur les branches, la force du ressort les écarte, ainsi que les valves ; l'entrée de l'un ou de l'autre de ces conduits est alors dilatée.

Le dilatateur change, d'après cette nouvelle disposition, d'usage et de nom ; c'est un *speculum-auriculi* ou *nasi portatif*.

Ici le point le plus digne de remarque c'est le rapprochement simultané des quatre branches. Aucun instrument de ce genre n'a une conformation qui permette ce rapprochement, et qui donne la facilité de le mettre dans la poche sans embarrasser.

Qu'un médecin, en cours de visite, soit consulté pour une

maladie d'oreille, s'il n'a pas un *speculum*, il est obligé de remettre la consultation. Comme les sourds sont fort négligents, celle-ci n'a souvent pas lieu. C'est donc avoir ajouté à l'utilité du mien, que de l'avoir rendu portatif.

Le *speculum* est en quelque sorte une seconde vue pour le médecin auriste.

Un oculiste est-il consulté? la première chose qu'il recommande au malade, s'il a les paupières fermées, c'est de les ouvrir, sans cela il ne pourrait juger de la nature de l'affection, ni indiquer le remède. Eh bien! quoique l'examen du conduit auditif ne suffise pas pour faire reconnaître les diverses affections de l'organe de l'ouïe, il n'en est pas moins vrai que cet examen mettra à même de tirer d'utiles inductions pour arriver à la connaissance de l'espèce de surdité, soit que celle-ci dépende de l'oreille externe, soit même qu'elle dépende de l'oreille interne.

Enfin pour l'exploration des fosses nasales, mon dilatateur sera d'autant plus avantageux que la longueur de ses valves permettra d'étendre la vue bien loin. L'acier, l'argent, le melchior, etc., doivent particulièrement servir pour sa confection.

L'usage d'un *speculum* est presqu'aussi indispensable pour les maladies de l'oreille et des fosses nasales, que celui du stétoscope pour celles de la poitrine. Facile à manœuvrer, utile dans trois espèces d'affections différentes, le second dilatateur ne manquera pas, je pense, d'intéresser les hommes de l'art, auxquels il pourra être chaque jour nécessaire, lors même qu'il n'aurait point à pratiquer de trachéotomie, opération heureusement assez rare.

Enfin je vais compléter la partie de ce travail, relative aux instruments, par la description de ceux que j'ai inventés ou modifiés, soit pour rendre la trachéotomie plus facile, soit pour en assurer le succès, soit encore pour suppléer, dans certains cas, le porte-caustique ordinaire, ou l'éponge du docteur Bretonneau. (1)

Figure 9. — *Porte-caustique pharyngien.*

A. Porte-caustique ordinaire. B. portion mobile et recourbée du porte-caustique pharyngien. C. espace pour recevoir le nitrate d'argent. D. ressort. E. tube recourbé. F. tube droit.

Le porte-caustique pharyngien est particulièrement destiné à cautériser les amygdales et le pharynx, lorsque la diphthérite débute, et que quelques concrétions se remarquent sur ces parties seulement ; ou bien, lorsqu'il existe une des angines connues sous les noms de couenneuse commune, scarlatineuse, pultacée, etc.

Car du moment où les concrétions recouvrent ces par-

(1) M. Gendron a dit, tome III du Journal des connaissances médico-chirurgicales, page 182 : « La partie instrumentale de la trachéotomie » nous a paru susceptible de grandes améliorations, même après celles » que l'on doit à MM. Bretonneau et Trousseau. »

ties dans toute leur étendue, ou qu'elles ont envahi les voies aériennes, l'éponge du docteur Bretonneau, attachée à l'extrémité d'une baleine et imbibée d'une solution de nitrate d'argent, doit avoir la préférence, car elle étend la solution plus uniformément, plus complétement. Tous les points affectés peuvent être plus exactement touchés. De plus, l'on peut répandre sur le pourtour de la glotte, et instiller dans le larynx, quelques gouttes de cette solution, en pressant l'éponge sur l'épiglotte relevée.

Le porte-caustique pharyngien est utile au début de l'affection, et l'éponge est indispensable quand elle s'étend, quand elle envahit les voies aériennes.

Toutefois, le porte-caustique a un avantage, c'est d'être portatif, et plus à la disposition du praticien, l'éponge ne pouvant être utile qu'avec une solution de nitrate d'argent. Celui-là ne manquera pas d'apprécier cet avantage, lorsque, loin de sa demeure, il sera consulté inopinément pour un cas de croup ; il pourra, s'il a cet instrument, user tout de suite de la cautérisation, aucun retard ne viendra aggraver le mal. Elle sera aussi plus facile, moins désagréable et moins douloureuse, à l'aide de ce moyen.

Le porte-caustique pharyngien a une longueur assez grande pour arriver jusque dans le pharynx. Le porte-caustique ordinaire ne peut atteindre que difficilement les amygdales, parce qu'il n'a pour cela, ni la longueur, ni la courbure convenables. D'ailleurs, l'extrémité n'est pas fermée, comme dans le premier, pour retenir le nitrate d'argent ; celui-ci peut s'échapper ou se rompre ; ce qui n'est pas sans danger.

J'ai rendu le porte-caustique pharyngien doublement utile, puisque, par son extrémité droite, il peut servir de porte-caustique ordinaire , et de réservoir au nitrate d'argent.

Figure 10. — *Érigne trachéale.*

Érigne trachéale vue dans toute sa longueur. Le renflement de la partie moyenne et le cuir qui le recouvre, permettent de la tenir plus solidement.

Des deux extrémités recourbées, l'une est plus longue, l'autre plus courte, afin d'aller chercher la trachée plus ou moins profondément, et de répondre à des indications imprévues.

La courbure des deux extrémités à angle presque droit , est préférable à une courbure à angle très aigu. Au moyen de la première, on tombe plus directement sur le point que l'on veut atteindre, et le mouvement de rotation que l'on exécute pour faire ressortir la pointe , est plus facile et plus restreint. Moins de parties sont comprises entre la pointe et le centre de la courbure. En comparant ces mêmes extrémités avec celles des érignes à disséquer, on ne pourra s'empêcher de reconnaitre qu'elles en diffèrent essentiellement , tant par rapport à la longueur, que par rapport à la disposition de la courbure ; point capital pour bien saisir la trachée-artère.

Les dimensions et la forme des diverses parties de l'érigne ont un degré de perfection que je n'ai reconnu dans aucune autre. Les difficultés survenues dans l'opération de la jeune Hubert m'en ont fait sentir la nécessité.

Voici la manière de se servir de cet instrument :

Introduction de la pointe dans la trachée-artère ; mouvement de rotation très restreint, pour sa sortie. La trachée une fois accrochée, on la soulève un peu, dès lors la ponction avec le bistouri est facile et sans danger.

Cet instrument est nécessaire dans presque tous les cas de trachéotomie surtout quand on pratique cette opération à la lumière artificielle. Il peut encore rendre service pour l'extirpation de tumeurs, ganglions, etc.

M. Bretonneau atteste que l'érigne simplifie beaucoup la trachéotomie. Il la regarde comme très utile ; c'est à lui qu'on doit la première érigne trachéale.

Réflexions. — Sans avoir la prétention de dire qu'on ne peut s'en passer, je crois pouvoir affirmer qu'elle est un puissant auxiliaire pour saisir la trachée et en faciliter l'ouverture ; je pense que sans elle des opérateurs, même très exercés, pourraient parfois éprouver des difficultés ou des retards funestes, puisque l'expérience a démontré que la mort peut en être la conséquence. Aussi, je suis pérsuadé que mon érigne sera presque indispensable aux hommes de l'art. Ne seront-ils pas quelquefois obligés de pratiquer, la nuit comme le jour, la trachéotomie ; opération d'urgence, en faveur de laquelle militent aujourd'hui des succès assez nombreux ?

Figure 1ʳᵉ. — Pince du professeur Trousseau,
modifiée (1).

A. Corps de la pince.
B. Extrémité supérieure de la pince.
C. Extrémité inférieure.
L. Charnière.
F. Virole.
G. Ressort.

En rapprochant les anneaux et en pressant sur le ressort, les branches de l'extrémité supérieure se trouvent écartées. L'écartement est maintenu solidement au point où l'on veut, en y faisant glisser la virole.

C'est cet effet du ressort sur la virole qui m'a empêché de poser sur elle une vis de pression, comme j'en avais

______

(1) La lithographie et la description de cet instrument et de l'érigne ont déjà paru dans le *Recueil des travaux de la Société médicale* d'Indre-et-Loire, deuxième série, premier trimestre de 1842.

eu d'abord la pensée, lorsque j'ai fait subir à cet instrument des modifications.

Figure 8ᵉ. — Pince angulaire.

La pince angulaire est destinée à extraire les débris de fausses membranes qui se présentent à l'orifice trachéal artificiel, ou qui sont encore dans le canal, et qui gênent le passage de l'air. Dans ce dernier endroit, il n'y a qu'un homme de l'art qui puisse se charger de l'extraction de ces débris.

A. Corps de la pince.

B. Branche de la pince.

C. Angle qui donne aux branches une direction telle que leur introduction dans la trachée est plus facile.

Les branches d'une pince droite seraient allées butter contre les parois de la trachée, et n'auraient pu pénétrer aussi avant.

Dans deux trachéotomies, il m'est arrivé, après la section des cerceaux cartilagineux, de voir un long morceau de fausse membrane se présenter entre ceux-ci et sortir en partie. Chaque fois je l'ai saisi avec les doigts, j'ai cherché à l'extraire, et toujours il s'est rompu. Je n'ai pu en enlever qu'une petite portion. Je ne doute point que si j'eusse eu une pince angulaire, cette portion n'eût été beaucoup plus considérable.

L'avantage de la pince angulaire sur les autres pinces consiste donc dans la courbure que j'ai fait donner à ses branches.

TROISIÈME PARTIE.

*La diphthérite pharyngienne connue sous le nom d'*ANGINE MALIGNE*, et l'angine appelée par quelques auteurs* ANG:NE COUENNEUSE COMMUNE *doivent être considérées comme deux variétés d'une seule et même maladie; elles ne diffèrent que par le plus ou moins de gravité.*

Les symptômes différentiels de l'angine couenneuse commune et de la diphthérite pharyngienne n'ont pas une valeur suffisante pour en faire deux maladies distinctes. Les noms de ces angines ne servent qu'à désigner une seule et même affection, dont le pronostic varie en raison de sa bénignité ou de son intensité.

Pour appuyer cette opinion, je vais rapporter trois observations.

1re OBSERVATION. — *Diphthérite-pharyngienne* (Angine maligne).

Anne Brosseau, âgée de vingt-neuf ans, d'une assez bonne constitution, domestique au Petit-Plessis-lès-Tours, fait une demi-lieue pour venir me consulter. Elle ne paraît pas fatiguée du chemin qu'elle a fait, elle ne s'en plaint nullement. Elle est loin de se douter du danger qui la menace ; cependant si elle n'est traitée, la diphthérite dont elle est atteinte et qui s'accroît d'une manière incessante, va se propager dans le canal aérien, devenir un véritable croup, et sous quelques jours elle ne sera plus. Quelle maladie trompeuse, qui occasionne si peu de perturbation dans l'économie, et qui tue si vite ! tandis que le tonsillitis phlegmoneux, qui fait tant souffrir, est si rarement funeste. La fille Brosseau n'accusait qu'une légère douleur à la gorge, aux parties latérales du cou et un peu de gêne dans les efforts de la déglutition. Les ganglions sous-maxillaires, correspondants à la douleur, étaient très-engorgés. La base de la langue abaissée, j'examine le gosier : je trouve la muqueuse un peu tuméfiée, colorée par une teinte assez rouge, et tapissée à droite par une grande concrétion lichénoïde, de forme allongée. L'épaisseur de celle-ci, son étendue, sa marche envahissante, son expansion sur les parties voisines de l'amygdale ; le volume anormal des ganglions, et l'épidémie qui règne dans la localité, ne me laissent aucun doute sur sa nature. Cette concrétion est appliquée sur la moitié de la luette, sur la partie antérieure du voile du palais, sur toute l'amygdale et un peu sur le pharynx. Elle occupe un seul côté, et sa teinte grisâtre ressort sur un fond rouge et forme un contraste frappant avec la teinte des parties environnantes. Quoique j'aie rarement vu un plus beau dessin de diphthérite pharyngienne, j'avoue, cependant, qu'il m'eût été difficile de la distinguer *à priori* des deux angines couenneuses communes dont la description suit, si l'habitude que j'ai d'en observer, et si l'extension de la concrétion au-delà des amygdales ne m'eussent éclairé sur sa gravité. Je fus curieux de la faire voir à deux de mes confrères.

Dans la crainte que l'inflammation pelliculaire ne s'étendît rapidement dans les voies aériennes, je ne tardai pas à cautériser ; trois jours de suite je portai l'éponge imbibée de la solution caustique sur les parties malades. Le quatrième, la concrétion avait disparu. Elle ne s'est pas régénérée.

2ᵉ et 3ᵉ OBSERVATIONS. — *Angines couenneuses communes.*

Mᵐᵉ Gautier, âgée de trente-huit ans, d'une forte complexion, et Constance Bruneau, âgée de sept ans, toutes deux demeurant alors au faubourg Saint-Pierre-des-Corps, de Tours, furent atteintes au même moment d'angine couenneuse commune (25 mars 1843). Chez la première, la rougeur, la tuméfaction, la douleur du pharynx et la fièvre étaient assez grandes, l'engorgement des ganglions sous-maxillaires assez prononcé. Une concrétion membraniforme assez épaisse, d'une teinte rosée au centre, recouvrait la tonsille droite ; elle avait gagné au bout de deux jours le quart du rebord concave du voile du palais. Chez la deuxième, il y avait peu de rougeur et de douleur à cette dernière partie et au pharynx ; fièvre peu marquée ; gonflement assez considérable de deux ganglions sous-maxillaires, et d'un ganglion cervical. Plusieurs taches blanches existent sur les amygdales, qui sont tuméfiées et très volumineuses ; d'abord isolées, ces taches se réunissent le jour suivant, et forment de véritables concrétions, qui ne sont cependant pas devenues assez grandes pour recouvrir toute la surface des amygdales.

Dans ces deux cas, quelques jours ont suffi pour la disparition des concrétions et de l'inflammation. Aucun traitement actif n'a été fait. La médecine expectante a été observée dans toute sa rigueur, et quoiqu'il n'y ait point eu, dans les symptômes, cette similitude que l'on rencontre ordinairement dans deux affections du même genre, la terminaison a été la même. Chez Mme Gautier, ces symptômes ont eu plus de rapport avec ceux que M. Bretonneau attribue à l'angine désignée sous le nom de couenneuse commune ; chez Julie Bruneau, ils m'ont fait redouter l'angine qu'il appelle diphthéritique ; du reste, cette irrégularité ne m'a pas surpris, puisque j'ai quelquefois vu la diphthérite, qui finit par devenir croupale, s'annoncer elle-même par une rougeur et une douleur du pharynx assez vives.

Il résulte, pour moi, de cette variation dans le degré

d'intensité des symptômes de ces angines, que la rougeur, la tuméfaction, la douleur, la difficulté de la déglutition et la fièvre, que l'on dit être ordinairement plus fortes dans l'angine couenneuse commune que dans la diphthérite, sont des caractères insuffisants pour établir une distinction au début. Il ne me semble pas non plus qu'on puisse la trouver dans l'aspect, la forme ou la consistance de la concrétion, quand elle n'a pas dépassé les amygdales, ni même dans le volume plus ou moins marqué des ganglions cervicaux. Il est vrai que la concrétion de l'angine couenneuse commune est, en général, peu épaisse, déprimée et comme avortée ; qu'elle se concentre sur l'amygdale où elle s'est développée ; qu'elle y reste stationnaire ; que si elle s'étend sur les parties voisines, ce n'est qu'à une très petite distance ; que celle, au contraire, de l'angine diphthéritique, plus épaisse, plus consistante, plus formée, s'en distingue par sa tendance à se propager et à envahir de préférence les voies aériennes ; mais ces différences ne sont pas assez tranchées dès le principe, et la *concrétion de l'angine* couenneuse a parfois une grande analogie avec celle de la diphthérite, lorsque cette dernière ne fait que paraître ou lorsqu'elle ne s'est pas encore répandue au-delà des tonsilles, que cette analogie a mis en défaut les médecins même les plus compétents sur ce point. Elle a été si frappante pour moi, que je ne puis m'empêcher de reconnaître que ces deux angines sont de nature identique ; qu'un seul et même principe leur donne naissance, et que c'est à la propension de l'exsudation diphthéritique à se concentrer sur les tonsilles, ou à s'étendre, qu'est due la différence. En observant leur développement et leur marche, ne semble-t-il pas évident que, dans l'une l'élément ne produit une rougeur, une tuméfaction, une douleur et une fièvre plus prononcées, qu'aux dépens de la fausse membrane, qui est peu développée; et que, dans l'autre, il détermine une exsudation couenneuse plus abondante, aux dépens des phénomènes inflammatoires qui sont moindres? N'est-il pas des cas où l'élément diphthéritique, n'étant pas assez fort pour donner au mal une grande extension, et le répandre dans le canal aérien, naît et s'éteint tout simplement dans le pharynx (1); et cela sans traitement. Ainsi, voit-on la stomacace diphthéritique, qui a pour siége habituel les gencives, déceler quelquefois son identité avec la diphthérite, par son extension sur la muqueuse bucale, ou sur les amygdales. Ainsi, dans les épidémies de scarlatine, rencontre-t-on souvent des maux de gorge qui tiennent essentiellement du principe scarlatineux; principe dont l'action sur l'économie n'est pas assez puissante, dans ce cas, pour faire naître une éruption.

J'ai souvent eu occasion, dans les épidémies de diphthérites, d'observer des angines couenneuses commu-

____

(1) Gendron. — *Journal des Connaissances médico-chirurgicales*, pages 170, 171; tome III.

nes ; j'ai remarqué que plus l'épidémie était meurtrière, plus ces dernières étaient rares ; et que moins elle était dangereuse , plus elles étaient fréquentes. Dans la même localité, dans la même maison, l'on trouvait en même temps ces deux affections ; d'où l'on peut penser qu'il est des épidémies légères de diphthérite, qui se révèlent sous forme d'angines couenneuses communes ; c'est-à-dire que celles-ci sont alors plus multipliées, et les angines diphthéritiques plus rares ; comme l'on voit des épidémies légères de scarlatine, de rougeole , de variole , etc., etc.

À la vérité , souvent l'on rencontre l'angine couenneuse commune isolément , hors les temps d'épidémie ; mais les exemples de croup sporadique ne sont pas rares non plus. Il en est de cela comme des fièvres intermittentes simples, par rapport aux fièvres intermittentes pernicieuses.

Pendant un long temps, l'on voit régner annuellement les fièvres intermittentes simples , dans un pays , sans qu'il y apparaisse une seule fièvre intermittente pernicieuse. Un mouvement considérable de terrain a-t-il lieu (1), survient-il quelque changement notable dans la constitution médicale ; à des pluies abondantes succède-t-il des chaleurs excessives ; des fièvres intermittentes pernicieuses , en plus ou moins grand nombre , surgissent et se trouvent pêle-mêle avec des fièvres intermittentes simples. On ne peut révoquer

____

(1) Ce fait a été frappant à Saint-Pierre-des-Corps de Tours , lors de la confection de la gare du canal du Berry.

en doute que les causes d'intoxication soient les mêmes,
et que la différence dans le degré de violence de la fièvre
ne vienne de la plus ou moins grande force, de la plus ou
moins grande abondance des émanations désignées sous
le nom de paléotides.

Cependant un laps de temps long, indéterminé, peut
s'écouler sans que pareil phénomène se manifeste, mais les
fièvres intermittentes simples n'en règneront pas moins
chaque année, objectera-t-on. Est-ce à dire, pour cela,
qu'elles ne tiendront pas du même principe?

Eh bien ! quoique la composition intime de ce principe
échappe à l'analyse chimique, comme la composition intime du principe de tant d'autres maladies, n'a-t-on pas ad-
mis l'identité de ces deux espèces de fièvre, et ne peut-on
pas conclure, d'après les apparences les plus probables,
puisque la nature de l'élément diphthéritique n'est pas plus
connue, qu'il y a également identité entre les deux angines
dont je viens de parler?

D'après toutes ces considérations, je pense que l'angine
couenneuse commune n'est qu'une variété de la diphthérite
pharyngienne, qui peut revêtir la forme croupale ; elle
est à celle-ci ce que le muguet bénin est au muguet
malin, ce que la variole la plus discrète est à la variole
confluente, ce qu'un érysipèle de petite dimension est à un
vaste érysipèle, enfin ce qu'une fièvre intermittente simple
est à une fièvre intermittente pernicieuse.

L'innocuité de la première angine vient donc de l'état

stationnaire circonscrit de la concrétion, qui ne s'étend pas au-delà des tonsilles. Le danger de l'autre vient de la tendance de la concrétion à se diriger vers le canal aérien. C'est en cela que gît particulièrement la différence, et c'est pour cette raison que les noms de diphthérite *bénigne* ou *stationnaire* et de diphthérite *maligne* ou *serpigineuse* me semblent devoir leur convenir. Le traitement topique réussit aux deux. Il doit être très énergique pour la diphthérite maligne; pour elle, il est indispensable. Au contraire, la diphthérite bénigne peut guérir sans traitement. Un vomitif, et surtout une, deux ou trois cautérisations faibles suffisent pour enlever les taches. Ces cautérisations, bien moins étendues que celles exigées pour la diphthérite maligne, sont peu douloureuses. Je les préfère au vomitif, parce que ce dernier occasionne des efforts désagréables et toujours très fatigants.

Les détails dans lesquels je viens d'entrer ne me paraissent pas indifférents; ils serviront : 1º à établir de plus en plus l'identité de deux affections assez généralement regardées comme distinctes; 2º à poser les limites au-delà desquelles il est prudent de recourir au traitement de la diphthérite maligne; point capital : car son omission peut avoir les résultats les plus fâcheux. Eh ! quel praticien, pénétré des principes émis dans le traité de la diphthérite, verrait les fausses membranes dépasser les amygdales, sans éprouver les plus vives inquiétudes, si le traitement topique était négligé?

Si, dans cet article, je me dispense de comparer entre elles les autres angines pharyngiennes et la diphthérite maligne, c'est que toutes ont leur caractère tranché, et qu'aucune n'offre des traits de ressemblance aussi frappants avec celle-ci, que l'angine couenneuse commune. L'angine scarlatineuse présente bien quelquefois, dès le commencement, de l'analogie avec les diphthérites stationnaire ou serpigineuse ; l'aspect et l'étendue des concrétions peut bien en imposer un moment ; mais la douleur et la rougeur de la gorge, encore plus prononcées que dans l'angine couenneuse commune, la force plus grande de la fièvre, et surtout la vitesse et la petitesse du pouls, propres aux affections éruptives, devront inspirer de la défiance ; d'ailleurs l'arrivée de l'éruption fera bien vite reconnaître l'erreur. Si des cautérisations ont été employées pour détruire les concrétions, elles ne pourront être dangereuses ; car nul autre moyen n'est peut-être plus efficace pour dissiper dans ce cas l'inflammation du pharynx, et amener la résolution du gonflement des amygdales, des tissus et des ganglions sous-jacents. Cependant, tant que les taches blanches resteront sur les tonsilles, rien n'obligera à cautériser ; on pourra s'en abstenir, et cela, n'importe dans quelle espèce d'angine. Mais du moment où elles les dépasseront, ne fût-ce que de quelques lignes, et surtout si le malade ne peut être visité souvent, il ne faudra pas attendre ; cautérisez dès la première visite. L'innocuité des cautérisations sur la muqueuse des tonsilles et du pharynx, avec une solution au quart, est la même que celle sur la conjonctive dans certaines phlegmasies oculaires, avec les collyres au sublimé, au sulfate de cuivre, de zinc, et les attouchements avec un crayon de nitrate d'argent.

Si, pour les raisons que je viens d'énoncer, mon opinion n'était bien fixée sur l'identité de l'angine couenneuse commune et de l'angine diphthéritique serpigineuse, les citations suivantes de MM. Bretonneau et Gendron seraient bien capables de me convaincre.

1re CITATION. (*Traité de la Diphthérite, par* Pierre Bretonneau, page 249.)

« L'angine couenneuse commune est, de toutes les af-
« fections qui se rencontrent fréquemment dans la pratique,
« celle qui est la plus difficile à distinguer, dans son prin -
« cipe, de l'angine diphthéritique. »

M. Bretonneau décrit ensuite les symptômes qui caractérisent cette espèce d'angine : puis il ajoute :

« 251. Malgré ces différences, il faut convenir que,
« pendant le cours d'une épidémie d'angine maligne, le
« diagnostic de cés deux affections devient souvent obscur.
« La question ne peut être tranchée que par la dangereuse
« tendance de l'angine diphthéritique à se propager des
« tonsilles aux parois du pharynx et aux canaux de la res-
« piration. Heureusement que, dans le doute, les applica-

« tions topiques propres à arrêter les progrès de la phleg-
« masie diphthéritique, loin d'aggraver l'éruption couen-
« neuse propre à l'angine commune, en abrègent aussi la
« durée. »

2ᵉ Citation, (5ᵉ *Proposition sur le Croup et la Trachéotomie, par* M. Gendron, médecin au Château-du-
Loir.) (1).

« L'angine membraneuse peut se borner au voile du pa-
« lais, aux amygdales, au pharynx. C'est alors l'angine
« couenneuse de quelques auteurs, qu'il est impossible de
« distinguer du croup, lorsqu'elle n'est concomitante d'au-
« cune autre affection.

« Dans une même famille, quatre enfants sont atteints
« du croup. Les deux premiers meurent sans traitement ;
« les deux autres se rétablissent à la suite de cautérisations
« répétées. Un journalier de la maison avait été le premier
« pris d'une angine, avec exsudation plastique sur les
« amygdales, la luette et le pharynx. Les concrétions ne
« s'étendirent pas au larynx ; elles se détachèrent sans trai-
« tement, sous forme de plaques blanches colorées par
« du sang.

« Dans un village, plusieurs enfants furent successive-

____

(1) *Journal des Connaissances médico-chirurgicales,* page 175,
tome III.

« ment pris de l'angine membraneuse, le dernier malade
« en fut quitte pour deux taches lichénoïdes, larges comme
« des pièces d'un franc, sur les amygdales.

« Le docteur Renou, de La Flèche, a vu dans le cours
« de plusieurs épidémies, les concrétions se borner au
« pharynx chez plusieurs sujets.

« Il m'a cité une jeune personne de vingt ans, qui perdit
« la luette en entier, par suite d'une angine pseudo-mem-
« braneuse, sans qu'il y ait eu cautérisation, et sans que
« la maladie se soit étendue plus loin que le pharynx.

« L'enduit croupal n'envahit donc pas infailliblement
« le larynx.

« Toutefois, lorsque plusieurs malades d'une famille,
« ou d'une même localité, ont eu l'extinction de voix, la
« dyspnée, la toux croupale, on doit se défier des taches
« lichénoïdes ou des points blancs qui paraissent au fond
« de la gorge. Il est prudent de cautériser immédiate-
« ment. »

Le mot *identité* n'est pas écrit dans ces citations, il est
vrai, mais les faits qu'elles renferment et les explications
qui en découlent, la décèlent suffisamment. Je ne pouvais
donc trouver deux citations plus convenables, pour étayer
mes assertions.

Du reste, cette identité a déjà été admise par MM.
Royer-Collard et Bricheteau (*Précis analytique du croup*),
par M. Edouard Gendron (*Mémoire sur l'angine couenneuse et son traitement*), etc.

NOTICE

SUR UN NOUVEL INSTRUMENT
APPELÉ PINCE OBSTÉTRICALE OU MAIN-ARTIFICIELLE (1) SUIVIE
DE PLUSIEURS OBSERVATIONS.

L'origine du forceps est fort ancienne. Dans les premiers essais qui en furent faits, cet instrument était tellement informé, comparativement à ce qu'il est aujourd'hui, qu'il ne pouvait, en quelque sorte, servir qu'en mutilant la tête.

Smelie est le médecin-accoucheur qui lui a fait subir les premières et les plus remarquables modifications. Levret, à son tour, l'a si bien perfectionné, qu'on pourrait dire

(1) Voyez planche 2ᵉ.

qu'il en fit un instrument nouveau, encore connu de nos jours sous le nom de forceps de Levret.

Depuis ces deux auteurs, le forceps a éprouvé de nombreux changements. Les plus importants sont dus à Duboy, à Dugès, à Velpeau, à Jules Hatin, etc. Nous ne nous arrêterons pas à faire la description de ces changements, ils sont suffisamment indiqués dans les ouvrages élémentaires. Nous croyons seulement devoir signaler le petit forceps des Anglais, dont l'utilité a été vantée dans le cas où la tête est dans l'excavation. Cependant ce forceps n'est pas indispensable, puisqu'il est reconnu que celui de Levret peut très-bien le remplacer.

Quels que soient les services qu'on puisse attendre de ces divers forceps, nous pensons qu'ils ne peuvent répondre avec le même avantage à toutes les indications. C'est la raison qui nous a conduit à imaginer l'instrument qui fait le sujet de ce travail, et que nous nommons *pince-obstétricale* ou *main-artificielle*.

Certains auteurs ont prétendu que le forceps de Levret, modifié ou non modifié, pouvait suffire dans toutes les circonstances; et même qu'une de ses cuillers pouvait suppléer le levier. Quant à nous, nous pensons qu'il peut être nécessaire, seul, au détroit supérieur, et dans l'excavation; mais qu'au détroit périnéal, il ne peut sans de grands inconvénients, remplacer la pince obstétricale, dont les branches ont été disposées pour faire aussi, au besoin, les fonctions de levier.

Ainsi, le forceps et la pince nous semblent susceptibles d'être employés à l'exclusion des autres instruments de ce genre, par celui qui se livre à la pratique des accouchements.

Le forceps de Levret est indispensable au détroit supérieur et dans l'excavation: et la pince obstétricale convient spécialement au détroit périnéal. On pourrait l'appeler encore double-levier, parce qu'en effet ce sont deux leviers réunis qui la forment, et qu'une des branches peut également remplir les fonctions d'un levier, comme les deux réunies remplissent celles d'un forceps.

Cette pince se compose de deux branches qui représentent chacune un levier, lorsqu'elles sont séparées; réunies, elles ont la forme et les avantages d'un petit forceps; le manche de la branche mâle offre un anneau à l'une de ses extrémités; ce qui permet de le tenir plus solidement dans les efforts de traction; celui de la branche femelle, se termine par un crochet dont on peut se servir au besoin pour atteindre l'aine ou l'aisselle et tirer dessus.

Dimensions de la pince-obstétricale.

La longueur de la pince est de 31 centimètres; celle des cuillers, à partir de la vis, est de 17 centimètres, et celle du manche de 15 centimètres, 5 millimètres. Les cuillers ont, à leur extrémité libre, 2 millimètres d'épaisseur, et 41 millimètres de largeur; à leur partie moyenne, 3 millimètres d'épaisseur ; 7 millimètres près le manche, et 10 millimètres de largeur. Enfin l'écartement des cuillers est, à leur extrémité libre, de 27 millimètres ; au quart de leur longueur, de 70 millimètres ; à la moitié, de 75 millimètres, et aux trois quarts, de 48 millimètres.

De pareilles dimensions n'ont pas été prises au hasard ; elles sont le résultat de l'expérience. C'est pour les avoir méditées, calculées, pendant et après un grand nombre d'accouchements que nous nous sommes déterminé à les donner à notre pince ; c'est pour les avoir rectifiées depuis qu'elle est faite, que nous regardons ces dimensions comme la base du succès, dans les deux cas spéciaux dont nous allons parler tout à l'heure. Avant d'arriver à ce degré de perfection, nous avons éprouvé des difficultés, soit dans son application, soit surtout dans la manière de tenir la tête solidement saisie. En effet, il est facile de démontrer qu'en diminuant la longueur des cuillers, il devient nécessaire de leur donner un écartement et une courbure qui se prolonge jusqu'à leur entier entre-croisement près le manche. De cette façon, elles s'adaptent parfaitement à la forme de la tête, qu'elles embrassent jusqu'au delà des apophyses mastoïdes, et cela sans la serrer trop fortement. Au contraire, si leur courbure n'était pas aussi prolongée, il en résulterait un resserrement dans leur quart postérieur, qui ne leur permettrait pas de dépasser la racine de la conque de l'oreille ; de là, dans les efforts de traction, elles glisserait sur les tempes, et la pince lâcherait, après avoir meurtri les parties molles et comprimé le cerveau. Ces inconvénients, nous les avons évités par la forme donnée à nos cuillers.

En raccourcissant le manche comme nous l'avons fait, non-seulement nous avons rendu la pince très portative, mais encore la manœuvre en est devenue bien plus commode.

Usage de la pince-obstétricale.

La pince ne doit être employée qu'au détroit inférieur et dans les deux cas suivants :

1° Lorsque le sommet de la tête se présente à la vulve, conséquemment lorsqu'une partie se trouve engagée sous les pubis et près d'opérer son mouvement de rotation, ou lorsqu'elle a en grande partie franchi l'arcade pubienne et qu'elle n'est plus retenue que par les parties molles et particulièrement par la résistance du périnée.

2° Lorsque, l'enfant venant par les pieds, la tête est entièrement dans l'excavation et arrêtée derrière ou sous les pubis, soit par son volume, soit par la rétraction de l'orifice de l'utérus sur le col de cet enfant, soit par la résistance des parties molles qui n'ont pas eu le temps de se dilater. Cette résistance est surtout remarquable chez les femmes primipares.

Dans l'accouchement par les pieds, la position de la

femme et la manœuvre pour appliquer la pince, sont les mêmes que lorsqu'on a recours au forceps. Cette pince est beaucoup plus facile à introduire que celui-ci ; et, pourvu que la tête soit suffisamment descendue, elle la tient plus solidement que ne le font les doigts placés dans la bouche ou sur les parties latérales du nez ; enfin elle l'amène plus sûrement et plus vite au dehors.

Il n'y a point ici à craindre de luxer, de fracturer ou de déchirer la mâchoire : les parties molles sont dilatées par les cuillers et par la tête, sans que celle-ci ait à souffrir d'une compression trop prolongée. En un mot, l'accouchement se termine avec beaucoup plus de promptitude. C'est cette promptitude qui peut prévenir la mort de beaucoup d'enfants. Souvent on sent remuer leurs membres, on est certain qu'ils sont vivants, et cependant ils finissent par succomber. La mort est évidemment occasionnée ici, par la longueur de la manœuvre, par les tractions sur l'enfant et surtout par *la compression du cordon ombilical.* La grande mortalité que l'on observe dans ce genre d'accouchement est donc due aux difficultés et aux retards que l'opérateur éprouve dans l'extraction de la tête. Eh bien ! au moyen de la pince on est sûr de l'amener rapidement et presque toujours heureusement, dès qu'elle est convenablement saisie par les cuillers.

Lorsqu'on se sert de la pince, dans l'accouchement par la tête, la position de la femme est la même que dans un accouchement naturel. En général, il n'est pas nécessaire

de la mettre sur le bord du lit , ce déplacement est désagréable , inquiétant pour elle ; l'éviter , c'est un avantage
dû à la petitesse du manche de la pince. Voici comment
on procède :

La femme est placée horizontalement sur le dos , dans
son lit. On l'invite à soulever le siège ; on fait placer, dessous , un drap en plusieurs doubles, afin de l'élever de trois
à quatre pouces ; on place la personne la plus forte au
chevet du lit ; cette personne saisira les épaules par dessous
les aisselles , les tiendra solidement et fera la contre-extension au moment des tractions de l'accoucheur. Une autre
sera chargée de poser ses mains sur les hanches et d'appuyer dessus assez fortement pour empêcher le bassin de
remuer ; puis l'opérateur se met au pied ou sur l'extrémité du lit, glisse d'abord la branche mâle , qu'il maintient
lui-même avec la main qui l'a introduite , ou qu'il fait tenir
à un aide , puis la branche femelle ; cette branche n'a pas
besoin de conducteur , puisque le col de l'utérus est ordinairement retiré derrière l'occiput. Ensuite , il les articule, et tire : 1° doucement et un peu en bas dans l'axe
du détroit supérieur ; 2° directement en avant , dans l'axe
du détroit inférieur ; 3° enfin , en haut , en exécutant un
mouvement de rotation sous les pubis , jusqu'à la sortie
de l'enfant. On comprendra facilement que, si le manche
eût eu une longueur plus grande que celle que nous lui
avons donnée , les tractions , suivant les axes du bassin ,

eussent été difficiles ou impossibles. Il était donc indispensable que ce manche fût court.

Dans les applications que nous avons faites de cet instrument, nous avons pu nous assurer que son introduction est bien plus facile que celle du forceps ordinaire ; la femme s'en aperçoit à peine ; elle ne lui cause que peu de douleur. Ce résultat est dû certainement à la briéveté du manche, à la petitesse et au peu d'épaisseur des cuillers, que j'ai fait amincir autant que possible.

Quand on examine la pince-obstétricale, ne doit-il pas venir à la pensée de la comparer à une main artificielle qui saisirait solidement la tête, l'attirerait sans trop d'efforts et suppléerait les doigts dont le glissement entre l'arcade pubienne et la tête est impossible? Dans ce moment terrible de la parturition, où la femme, accablée par les souffrances et l'épuisement, supplie l'accoucheur d'en finir, bien des fois il nous est arrivé de chercher à saisir le sommet de la tête avec les doigts ; ceux-ci glissaient sur elle, quand nous voulions tirer, pour mettre un terme aux douleurs de la mère et sauver les jours d'un enfant, dont l'existence était fortement compromise par la durée d'un pareil état. Mais, malheureusement, nos tentatives étaient vaines, le travail se prolongeait encore, et nous avions la douleur de voir, après un long temps, venir un enfant mort, et les plus chères espérances d'une famille déçues. Il est de remarque, que c'est surtout au premier accouchement, que ce malheur arrive ; malheur d'autant plus cruellement senti que l'enfant est plus vivement désiré. Du reste, ce fâcheux accident s'explique alors par la résistance des parties sexuelles, qui n'ont pas encore subi de grandes dilatations.

Notre pince ne fait pas éprouver d'altération à la tête, elle l'extrait aisément ; elle nous paraît donc, plus que tout autre instrument, susceptible de prévenir une issue funeste : c'est là son mérite ; c'est là ce qui nous fait l'apprécier. Elle ne compromet en rien, non plus, les jours de la femme, et, nous le répétons, elle lui cause peu de douleur.

Sans doute, on doit abandonner aux efforts de la nature un accouchement lorsqu'il n'offre aucune complication, aucune lenteur dans sa marche ; *nous ne saurions trop insister sur ce point ;* mais toutes les fois que la tête se trouve arrêtée sous l'arcade pubienne, ou par inertie de la matrice, ou par épuisement des forces, ou par la résistance que présente le périnée, et la douleur que cette résistance occasionne parfois à certaines femmes, douleur qui les empêche de pousser, la pince peut être appliquée avec le plus grand avantage. Elle représente, comme nous l'avons dit plus haut, une main dont deux doigts excessivement aplatis, figurés ici par les cuillers très-amincies de la pince, glisseraient aisément entre les parties molles et la tête, la saisiraient solidement et en opèreraient promptement l'extraction. C'est vraiment ainsi que les choses se passent. Dès lors l'accoucheur n'a plus à demander de grands efforts à la femme, il peut terminer, en quelque sorte, à volonté l'accouchement. Ainsi il peut l'accélérer ou le ralentir à son gré. Si la tête est arrêtée sous l'arcade pubienne par son trop grand volume, ou par l'inertie de la matrice et l'épuisement de la femme, les efforts de l'opérateur auront bientôt surmonté ces difficultés ; si c'est par une résistance due aux grandes lèvres et au périnée, résistance que la femme ne peut vaincre par rapport à l'accablement où elle est et aux souffrances qu'elle ressent dans ces parties, dont la tension est extrême, l'accoucheur, par des efforts mesurés, ralentis, suspendus au besoin, réussira encore parfaitement ; car, par ces-efforts prudemment combinés, il dilate doucement les parties molles. Craint-il la déchirure du périnée, il les modère, il les arrête, s'il le faut, ce que les femmes elles-mêmes ne peuvent faire, lorsqu'ils sont dus aux contractions de la matrice. Ainsi donc si l'on pensait à adresser à cet instrument le reproche de déterminer la déchirure du périnée, ce reproche ne nous semblerait pas fondé ; car nous croyons que, par son emploi, on a, au contraire, plus de chances pour prévenir cette déchirure.

Si nous comparions les usages de la pince avec ceux du levier, nous dirions que le levier, qui a été employé à la place du forceps, lorsque la tête est au détroit périnéal, est loin d'être aussi commode et aussi utile que la pince.

M. Velpeau, dans son Traité sur les accouchements,

après avoir décrit la manœuvre du levier au détroit périnéal, ajoute :

« Ce que le levier fait dans ces circonstances, le for-
« ceps le ferait également, je le sais, et peut-être plus
« sûrement encore ; aussi mon but n'est pas de substituer
« le premier de ces instruments au second, etc. »

M. Velpeau, en préférant encore le forceps au levier
dans le cas précité, fortifie l'opinion que nous avons
émise en faveur de la pince obstétricale, comparativement
à ce dernier instrument. S'il eût connu notre pince à
l'époque où il a écrit, nous aimons a croire qu'il lui eût
aussi donné la préférence sur le forceps au détroit périnéal. Nous fondons cette assertion sur les inconvénients
que présentent ici la grandeur et l'épaisseur des cuillers du
forceps. Nous avons quelquefois employé ce dernier non
sans peine au détroit périnéal. Assurément l'introduction
des cuillers fut difficile, très-douloureuse et ne put même
avoir lieu qu'en refoulant la tête. C'est, sans doute, la
raison pour laquelle les hommes de l'art abandonnent aux
efforts de la nature l'accouchement dans ces circonstances, quelqu'épuisée que soit la femme, quel que soit le
danger que court l'enfant.

D'après toutes les explications que nous venons de donner, nous croyons devoir conclure que le forceps de
Levret et la pince obstétricale peuvent, à eux seuls, remplacer tous les instruments de ce genre, et qu'un accoucheur qui les aura en sa possession sera en mesure de

répondre à toutes les indications qu'exige la manœuvre du forceps et du levier. Un même fourreau peut les contenir quand il aura besoin de les transporter.

En résumé : abréviation des douleurs de la femme, conservation des jours de l'enfant par la terminaison rapide de l'accouchement, tel est l'heureux résultat que nous obtenons de notre pince obstétricale. Nous n'hésitons pas à la proposer aux médecins-accoucheurs, bien convaincu qu'elle rendra de grands services aux femmes, dont il est si pénible d'entendre les plaintes et si désolant de ne pouvoir soulager les souffrances, lorsqu'elles sont dans un travail d'enfantement difficile.

Je vais terminer cette notice par quelques-unes des observations où j'ai employé la pince obstétricale.

1re OBSERVATION. — *Accouchement double, convulsions, hémorragie par décollement du placenta, application de la pince obstétricale pour le premier enfant, version pour le second.*

Madame Madelaine, âgée de 25 ans, demeurant à la Tranchée, près Tours, d'une assez faible constitution, enceinte de neuf mois, primipare, avait éprouvé pendant sa grossesse, surtout dans les derniers temps, de l'enflure aux jambes et des douleurs aux lombes. Le 22 octobre 1840, elle sent les douleurs s'accroître, elle en souffre toute la nuit ; le lendemain 23 , elle se décide à mander un médecin-accoucheur. Celui-ci reconnaît les préludes du travail de l'enfantement et prescrit un bain. Dans le bain, madame Madelaine eut une syncope qui obligea à la remettre au lit tout de suite. A peine y avait-il une heure que le médecin s'était retiré, qu'elle est prise d'une violente attaque d'éclampsie. Les assistants en furent saisis d'effroi. L'un d'eux accourut chez nous et nous pria de nous rendre en toute hâte près de la malade. Quand nous la vîmes, elle était dans un état convulsif très prononcé. Depuis environ une heure les convulsions se renouvelaient à chaque instant et mettaient ses jours en grand danger. Toute temporisation pouvait amener une issue funeste ; aussi nous nous décidâmes à agir sur le champ. Le toucher nous fit reconnaître la présence de la tête, dans l'excavation, le sommet était engagé sous les pubis et le cuir chevelu commençait à poindre à la vulve. Madame Madelaine avait les dents serrées, elle était sans connaissance, même dans l'intervalle des convulsions. Il y avait absence de contractions utérines, nous ne pouvions donc espérer la terminaison rapide de l'accouchement que d'une manœuvre instrumentale. Nous n'avions avec nous que notre pince obstétricale, nous nous en servîmes. Son usage répondit parfaitement à notre attente : la tête fut saisie facilement et promptement extraite ; nous réussîmes à amener, au moyen de cet instrument, un enfant plein de vie. A peine l'accouchement fut-il terminé que les convulsions cessèrent, mais le pouls resta vite, petit et serré ; la connaissance ne revint pas ; évidemment madame Madelaine était encore sous l'influence de l'éclampsie.

Comme il est d'usage, nous fîmes l'exploration du ventre, nous palpâmes l'uterus ; son volume anormal nous fit soupçonner la présence d'un autre enfant, le toucher que nous exerçâmes aussitôt confirma nos soupçons : un second enfant présentait la hanche au détroit supérieur ; nous n'avions rien de mieux à faire que d'opérer la version, nous y procédâmes tout de suite et nous amenâmes une petite fille, ses jours furent un moment en danger ; elle était d'un rouge violet, presque immobile, il y avait évidemment congestion cérébrale, menaces d'asphyxie. Nous laissâmes couler un peu de sang par le cordon, et nous fîmes respirer du vinaigre à l'enfant. A peine l'avions-nous rendu à la vie, que d'autres soins nous appelaient auprès de la mère : une perte venait de se déclarer, le sang coulait avec abondance. Nous nous hâtâmes d'administrer trois grammes de seigle ergoté, puis nous fîmes l'extraction des deux placentas, la matrice revint assez vite sur elle-même, la perte se ralentit, puis elle cessa peu de temps après. A quatre heures du soir, le pouls se releva, prit un peu de force, mais la perte de connaissance continuait toujours, et, pour faire avaler à la malade quelques liquides, (potion éthérée, eau d'orge, de veau, de tilleul), il fallut lui desserrer les dents.

A dix heures du soir, le pouls était bien moins agité ; il

marquait 104 pulsations ; les convulsions et la perte n'avaient pas reparu. La chaleur de la peau était halitueuse ; la respiration normale ; l'état comateux subsistait encore. Ce dernier symptôme dura toute la nuit ; à 6 heures du matin (24 octobre), madame Madeleine recouvrait la connaissance et la parole ; à huit heures, nous constatâmes un mieux notable. Le pouls n'est plus alors qu'à 85, la malade cause, et répond convenablement aux questions qui lui sont adressées. Elle accuse une grande faiblesse, et exprime le besoin de manger. — Deux légers potages lui sont donnés, l'un le matin et l'autre sur les deux heures.

Dans le cours du jour, on remarque un penchant continuel au sommeil (somnolence), l'hémorragie ne reparaît pas, et à la place coule une sérosité un peu roussâtre.

Le soir, le mieux est plus prononcé, la potion éthérée est discontinuée, (même tisane, bouillons et potages).

Le lendemain 25, à une grande faiblesse près, la malade est dans un état satisfaisant.

Le troisième jour de l'accouchement (27 octobre), la fièvre de lait se manifeste, les mamelles sont dures, gonflées, douloureuses ; le lait arrive et la mère peut allaiter ses deux enfants. Désormais tout se passe naturellement ; les forces et la santé reviennent assez vite.

Reflexions. — L'observation dont je viens de donner les détails me paraît intéressante sous plus d'un rapport ; sur la même personne se sont passés des accidents, des phénomènes des plus graves, l'art en a triomphé, et pourtant un seul de ces accidents peut occasionner la mort.

Ainsi, la dame Madelaine a éprouvé des convulsions prolongées, une hémorragie qui menaçait de devenir foudroyante ; accidents des plus dangereux de la parturition ; elle a subi l'application de la pince, puis la version, enfin elle a eu un double accouchement ; quoique faible, elle a supporté tout cela, elle y a survécu, et a joui du bonheur ineffable d'allaiter ses deux enfants.

Pourtant la lactation n'a pas été exempte d'inconvénients ; des gerçures se sont manifestées aux mamellons et ont occasionné de vives douleurs. Ces gerçures sont la cause la plus ordinaire des dépôts du sein qui font tant souffrir les nourrices. Le meilleur moyen de les prévenir, ce me semble, serait de faire usage de bouts de sein (pis de vache), dès le début de l'allaitement, et de ne cesser leur emploi que du moment ou les mamellons seraient bien formés et la lactation bien établie. Les enfants feraient d'autant moins de difficultés à prendre les mamellons artificiels, qu'ils n'auraient pas encore pris l'habitude des mamellons naturels.

DEUXIÈME OBSERVATION. — *2e position de la tête, suppression des douleurs, lorsqu'elle est descendue au détroit périnéal, terminaison de l'accouchement par la pince obstétricale.*

La femme Diète-Vernau, habitant près la barrière de

Saint-Barthélemi de Tours, est enceinte de 9 mois accomplis ; elle est primipare. Depuis quatre heures du soir (2 avril 1842), elle est dans les douleurs de l'enfantement. La tête, après avoir franchi le détroit supérieur, est dans l'excavation, elle touche au détroit périnéal, déjà même la tumeur, formée par le cuir chevelu, fait saillie entre les grandes lèvres. Tout annonçait une délivrance prochaine ; lorsque les contractions utérines vinrent à cesser. Ne sachant plus quel terme assigner au pénible état de la femme Diète, dont les forces étaient très affaiblies, nous eûmes recours à la pince obstétricale. Nous en glissâmes les cuillers sur les côtés de la tête dont le volume était assez prononcé, puis nous en articulâmes les branches ; la tête, ainsi saisie, fut extraite, après quelques efforts convenablement dirigés. La naissance d'une fille combla de joie la mère. Tout le reste se passa bien ; les suites des couches furent simples et heureuses.

Nous croyons devoir faire observer que la femme Diète était assise dans un fauteuil, quand elle se décida à l'application de la pince ; et que cette position, nous paraissant commode, nous ne la fîmes pas changer, pour introduire nos cuillers.

3ᵉ OBSERVATION. — *1ʳᵉ position, présentation de l'épaule droite, version, application de la pince obstétricale, spina-bifida, hydrocéphale.*

Madame Suppligeon de Tours, (rue des Récolets), est arrivée au terme d'une première grossesse, (11 avril 1843); elle était dans les douleurs de l'enfantement depuis douze heures, lorsqu'elle nous envoya chercher. Les contractions utérines, assez fortes au début, s'étaient ralenties trois heures avant notre arrivée; cette raison, et une autre plus militante encore, avaient déterminé la sage-femme à solliciter les avis et l'assistance d'un homme de l'art. En effet, l'enfant présentait l'épaule droite. Cette partie explorée et reconnue, nous annonçâmes qu'il n'y avait rien autre chose à faire que de pratiquer la version. Madame Suppligeon est d'une assez forte constitution, et, quoiqu'elle eût souffert d'une chute, faite au septième mois de sa grossesse, elle nous parut en état de supporter cette version; nous crûmes donc ne pas devoir attendre; en conséquence, dès que la malade fut posée sur le bord du lit, et dès que les aides eurent été mis à leur place, nous allâmes chercher les pieds. Nous fûmes assez heureux pour les saisir tous les deux à la fois, et en procédant suivant les règles de l'art, nous les amenâmes dans l'excavation, puis au dehors. Les hanches et le reste du corps suivirent. Déjà les fesses avaient franchi la vulve , lorsque nous sentîmes , en glissant nos doigts le long de la colonne vertébrale , une tumeur volumineuse (spina-bifida), qui avait son siége sur les deux dernières vertèbres dorsales ; elle nous fit soupçonner l'existence d'une hydrocéphale. Nous eûmes beaucoup de peine à faire avancer le tronc. Enfin , après bien des efforts de la part de la malade , et des tractions prudemment dirigées, nous vînmes à bout de dégager les épaules; mais tout n'était pas fini ; une résistance des plus opiniâtres nous attendait à la sortie de la tête. A la flaccidité des chairs de l'enfant, à l'immobilité de ses membres, nous pensâmes qu'il était mort ; nous jugeâmes d'après cela qu'il ne fallait plus nous presser , et nous abandonnâmes, un instant, aux efforts de la mère, le reste du travail. La tête s'engagea lentement et difficilement dans l'excavation, elle avança cependant assez pour nous permettre d'introduire l'index dans la bouche et d'accrocher la mâchoire. A force de tractions, nous la fîmes cheminer jusqu'à l'arcade pubienne ; mais , arrivée là , elle ne put dépasser le détroit périnéal , quelles que fussent les tentatives faites pour obtenir ce résultat. Craignant de diviser la symphise du menton, ou d'occasionner quelque autre désordre dans la mâchoire en tirant sur elle, nous nous décidâmes à appliquer notre pince obstétricale. L'introduction des branches fut si facile que nous crûmes que madame Suppligeon ne s'en était pas aperçue ; du moins elle n'en avait manifesté aucune sensation. Une fois que la tête fut saisie par la pince, nous en fîmes aisément l'extraction, plus vite que nous ne l'avions espéré ; nous ne fûmes pas surpris de voir un enfant hydrocéphale (1), car nous en avions soupçonné l'existence. Cet enfant, dont les difformités étaient monstrueuses, était mort. Madame Suppligeon fut très fatiguée d'une manœuvre aussi pénible ; cependant, après quelques jours de soins assidus, elle était dans un état satisfaisant. La convalescence n'a été prolongée que par un accès de colère, auquel la malade s'est livrée douze jours après l'accouchement ; elle a aussi éprouvé un commencement de rétention d'urine qui n'a pourtant pas nécessité l'usage de la sonde. C'est à cette occasion que nous est venue l'idée de faire usage d'un tuyau de plume à la place de celle-ci.

Dernièrement nous avons été à même de mettre cette idée à exécution sur la femme Vouteau de Joué, qui, à la suite d'une manœuvre du forceps de Levret, au détroit supérieur, avait une rétention d'urine. Elle en souffrait beaucoup, lorsqu'on nous en parla ; nous n'avions pas alors de sonde. Pour s'en procurer, il fallait aller à Tours, distant de plus de 4 kilomètres de l'endroit où nous étions ; un grand retard, des souffrances de plus pour la femme devaient résulter d'une course aussi lontaine. Pour obvier à cet inconvénient, nous nous servîmes d'un tuyau de

(1) Madame Suppligeon vient encore d'accoucher, (2 juin 1844) d'un acéphale.

plume; nous en arrondîmes l'extrémité pour l'empêcher d'être rugueuse, puis nous l'introduisîmes, bien graissé de suif, dans l'urètre. L'urine coula en abondance. Nous avons eu soin d'attacher à ce tuyau un fil ciré, afin d'éviter qu'il ne s'échappât dans la vessie, et afin de pouvoir le retirer à volonté. Son introduction a causé, à la femme Vouteau, très peu de souffrance. Ce moyen nous paraît être utile, lorsqu'un médecin, loin de sa demeure, a besoin d'avoir recours au cathétérisme chez la femme, et qu'il n'a pas sur lui l'instrument nécessaire. Nous faisons mention de ce fait, afin de montrer que dans un cas pressant, on peut remplacer la sonde par un tuyau de plume, ou tout autre cylindre creux et de dimensions convenables.

4me OBSERVATION. — *Première position de la tête. Cessation des douleurs, lorsqu'elle paraît au détroit périnéal. Emploi de la pince obstétricale. Terminaison prompte et heureuse de l'accouchement.*

Madame Rué-Léger, faubourg Saint-Symphorien, de Tours, est enceinte de neuf mois et primipare; sa constitution est bonne. Le 6 juillet 1843, elle est prise de douleurs utérines qui se font d'abord sentir à de rares intervalles. Trois heures après leur apparition, elles deviennent si vives et si souvent répétées, qu'elles poussèrent la tête dans l'excavation et engagèrent le sommet sous l'arcade pubienne. Alors elles se ralentirent beaucoup ; la tête n'avançait plus, elle était restée stationnaire. Le seigle ergoté avait été employé en vain, les efforts de la femme étaient sans effet. Déjà l'inquiétude avait gagné les assistants, la malade accusait une grande faiblesse, et nous suppliait de mettre un terme à ses souffrances. Nous ne pûmes résister à ses pressantes sollicitations ; nous nous plaçâmes sur le pied de son lit à double dossier (1). Nous introduisîmes successivement les deux branches de la pince obstétricale, et, après avoir bien adapté les cuillers sur les côtés de la tête, nous les articulâmes, puis nous tirâmes dans les directions indiquées à la page 203 ; enfin nous amenâmes une fille, dont les cris se firent aussitôt entendre.

Quoiqu'un drap en plusieurs doubles n'eût pas été placé sous le siége de cette dame pour l'élever, comme nous l'avons recommandé, la manœuvre n'en a pas été moins facile et rapide.

Peu de temps après l'accouchement, le placenta a été extrait. Au bout de neuf jours, madame Rué-Léger relevait de ses couches ; elle était aussi bien que possible.

______

(1) Quand le lit a un double dossier, on est obligé de se mettre dessus au lieu de se mettre au pied.

5ᵉ OBSERVATION. — *Tête volumineuse arrivée au détroit périnéal, ralentissement des contractions utérines, terminaison rapide de l'accouchement par la pince obstétricale.*

Madame Thomas Bedouet (Varennes Lariche, près Tours), âgée de vingt-huit ans, d'une assez forte constitution, est arrivée au terme d'une première grossesse. Le 3 juillet 1844, à onze heures du soir, elle est prise de douleurs utérines. — Les préludes du travail de l'enfantement sont longs ; cependant, à six heures du matin (4 juillet), les contractions de la matrice devenant fortes, font franchir à la tête le détroit supérieur, l'engagent dans l'excavation et la poussent enfin jusqu'au détroit périnéal. A onze heures du matin les choses en étaient là. A partir de ce moment jusqu'à une heure, la tête reste presque stationnaire. — Les contractions utérines avaient beaucoup diminué, et si la tête avance encore un peu, cela ne vient que des efforts de la mère. Enfin, madame Bédouet, épuisée par ces mêmes efforts, réclame mon assistance. La sage-femme, fatiguée aussi d'une attente vaine, ne savait plus quel terme assigner à l'accouchement. —Elle fût donc satisfaite de me voir arriver, dans l'espoir que je mettrais fin aux souffrances de la malade, en terminant tout de suite cet accouchement par une manœuvre instrumentale. — Cependant, si je n'avais pas eu ma pince obstétricale, cet espoir eut été déçu ; car j'eusse préféré attendre encore, que de recourir au grand forceps. En effet, le bourrelet formé par le cuir chevelu, écartait les grandes lèvres et était près de faire saillie au dehors. Le travail touchait donc à sa fin ; il semblait qu'il ne fallût plus que quelques efforts ; mais, comme l'introduction des branches du grand forceps eût été difficile, douloureuse, qu'elle eût peut-être compromis les jours de l'enfant, j'aurais mieux aimé attendre de la nature la terminaison du travail de l'enfantement, que d'y recourir ; d'accord en cela avec la plupart des accoucheurs qui en agissent ainsi, et qui se réduisent au simple rôle de spectateur, lorsque toutes les espérances de salut de la femme et de l'enfant se reportent sur eux. La pince obstétricale ne présentant pas les inconvénients du forceps, je n'ai pas hésité à m'en servir.

Aussitôt mon arrivée, et après avoir constaté la position de la tête, je procédai à son extraction suivant les règles indiquées ci-dessus, et, malgré son volume énorme, j'ai pu l'extraire facilement. L'enfant est venu vivant. Il n'y a pas eu de déchirure au périnée ; ainsi, dans l'espace d'un quart d'heure, madame Bédouet a été accouchée, délivrée et rendue au calme, après lequel elle soupirait depuis longtemps. Elle a allaité son enfant, et aucune complication n'est venue retarder la convalescence.

Réflexions. — Cette observation, non-seulement démontre le succès rapide de la pince obstétricale, mais prouve encore l'utilité de l'art, lorsque, dans des cas pareils, il semble impuissant. C'est par ces motifs qu'il m'est venu à l'idée d'imaginer l'instrument qui fait le sujet de ce travail ; car plusieurs fois, avant de le posséder, j'ai été forcé de rester dans l'inaction, tandis que toute une famille avait fondé sur moi d'autres espérances, celles d'une prompte délivrance. Comme la sage-femme, je me bornais alors à encourager la malade, je l'engageais à la patience ; et, il faut l'avouer, j'étais loin d'avoir répondu au motif qui m'avait fait appeler.

6ᵉ OBSERVATION. — *2ᵉ Position, présentation des pieds, emploi de la pince obstétricale.*

Mᵐᵉ Delaunay (place du marché à Tours), âgée de 24 ans, est d'une bonne complexion et bien conformée. Elle est primipare et touche au terme de sa grossesse. Depuis hier soir 6 heures (22 août 1844), elle ressent des douleurs abdominales. Faibles et lentes d'abord, ces douleurs augmentent dans la nuit, et constituent un véritable travail d'enfantement. La sage-femme à laquelle elle s'était confiée reconnaissant une position anormale, sans pouvoir la préciser, conseilla d'appeler un médecin. A quatre heures j'arrivais chez Mᵐᵉ Delaunay, à quatre heures et demie du soir, j'avais terminé l'accouchement, par l'application de la pince obstétricale.

L'enfant présentait les pieds au détroit supérieur : aller les chercher, les amener au dehors, ainsi que les fesses et le reste du corps fut chose facile ; jusqu'ici, tout allait bien ; mais quand il s'agit de faire l'extraction de la tête, j'éprouvai une grande résistance, dont il est aisé, du reste, de trouver la cause dans le resserrement de l'orifice de l'utérus sur le cou de l'enfant, et dans le manque de dilatation des parties molles et surtout du périnée. Pour éviter une compression trop prolongée du cordon ombilical, et par suite, la mort de l'enfant, il était nécessaire que l'extraction fut prompte ; cependant, je sentais bien, malgré les efforts que j'exerçais sur la machoire et l'occiput, que je n'arriverais que lentement à ce résultat, et que l'enfant, dont les mouvements décelaient l'existence, périrait auparavant, si je n'avais recours à une manœuvre instrumentale. Cette considération puissante, me détermina à appliquer aussitôt les deux cuillers de ma pince sur les tempes, après avoir préalablement fait soutenir le corps par un aide. Les parties molles cédèrent aussitôt, la tête fut facilement extraite ; la femme souffrit peu. L'utilité de la pince, en effet, s'est montrée ici dans toute son évidence. Je suis bien persuadé que l'enfant, qui est venu vivant, eût succombé, si j'eusse tardé à l'employer ; déjà il y avait absence de mouvement, pâleur extrême du visage et du corps, respiration rare et difficile. En un mot, l'asphyxie était imminente.

Les suites des couches ont été heureuses.

7e OBSERVATION. — *1er accouchement double, inertie de la matrice, hémorragie par insertion anormale du placenta. 1re position de la tête, terminaison par l'emploi du seigle ergoté. 2e accouchement, présentation de l'épaule gauche, nouvelle hémorragie, version.*

Quoique cette dernière observation soit étrangère au principal sujet de ce travail, nous ayons cependant cru devoir l'insérer ici, parce qu'elle contient des faits sur le seigle ergoté, qui nous ont paru dignes d'être signalés.

La femme Autreux-Meunier, âgée de 26 ans, demeure au Chaussé, près le château de la Plaine, commune de Fondettes. Elle est d'une assez forte complexion, mariée depuis six ans, elle est enceinte de huit mois, pour la première fois. Son ventre est très volumineux. Déjà au septième mois, elle avait remarqué un peu de sang à sa chemise qui, au septième mois et demi, en avait encore été rougie, mais l'écoulement n'avait pas été assez abondant pour l'inquiéter. Le mardi soir (11 juin 1837), huitième mois de sa grossesse, elle éprouve, de temps à autre, des coliques; pendant leur durée, elle sent couler son sang abondamment. Elle consulte un médecin qui la rassure, et qui l'engage à garder le repos. Cependant le retour des coliques se renouvelle fréquemment durant la nuit, et l'hémorragie reparaît avec elles. Le matin elles prirent le caractère de douleurs utérines; devinrent un peu plus prononcées, l'hémorragie, elle-même, s'accrut. A neuf heures du matin, elle était si intense , que la sage-femme chargée de faire l'accouchement, pressa les parents de venir nous chercher.

Lors de notre arrivée, l'inquiétude se montrait sur tous les visages, la malade était dans un état très alarmant ; elle était pâle, décolorée, les traits de sa physionomie étaient altérés; le pouls était très vite, très petit, dépressible et parfois à peine sensible. A chaque instant la femme Autreux éprouvait des défaillances et des tintements d'oreille. Au fait, la quantité de sang perdue était considérable. Il n'y avait pas à balancer, il fallait mettre un terme à un pareil état : la présentation de la tête était manifeste. Devions-nous terminer l'accouchement par le forceps? mais la dilatation n'étant que de la dimension d'une pièce de cinq francs, devenait un obstacle à l'aplication de cet instrument. Il nous fut facile de reconnaître la présence d'une portion du placenta sur le bord du col utérin ; dans l'étendue de deux pouces du côté droit, ce placenta formait un bourrelet qui dépassait le col. Il était évident que la perte n'avait pas d'autre cause que la situation anormale de ce corps. Nous pensâmes que le meilleur moyen de la faire cesser était de ranimer les contractions utérines, d'obtenir par là ou une dilatation assez grande pour appliquer le forceps sur la tête encore au détroit supérieur, ou de l'engager dans l'excavation, et d'arriver ainsi à la compression de la partie décolée du placenta, et par conséquent à la cessation de l'hémorragie; pour en venir à ce résultat, nous eûmes recours au seigle ergoté. Nous nous empressâmes de l'administrer à la dose de quatre grammes d'un seul coup. Après sept ou huit minutes d'attente, des contractions utérines se firent sentir, elles devinrent promptement assez fortes ; la tête s'engagea alors dans l'excavation, et, comme nous l'avions espéré, la perte cessa. Enfin , les douleurs de l'enfantement furent de plus en plus rapprochées , elles devinrent, en quelque sorte , permanentes. La tête avançait rapidement. Une demi-heure après l'administration du seigle ergoté, elle paraissait à la vulve. Au bout de trois quarts d'heure , la femme Autreux accouchait d'un garçon très viable. Nous le remîmes entre les mains de la sage-femme , puis nous palpâmes l'abdomen. Le volume de l'utérus nous parut dépasser les proportions qu'il doit avoir immédiatement après la parturition. Ce volume anormal nous donna à penser qu'un second enfant était contenu dans cet organe. Le toucher vint convertir nos doutes en certitude. En effet, un autre enfant existait dans le sein de la mère ; il présentait l'épaule gauche. Nous nous hâtames de pratiquer la version. Celle-ci, devenait d'autant plus pressante, que l'hémorragie se renouvellait avec abondance. Nous allons aussitôt chercher les pieds, nous les amenons facilement au dehors, puis nous exerçons , suivant les règles de l'art, des tractions sur les autres parties ; celles-ci et la tête sortent sans difficulté. L'hémorragie avait cessé presque aussitôt après l'extraction des pieds ; un quart d'heure seulement s'est écoulé entre la terminaison du second accouchement et la délivrance qui s'est effectuée

15

heureusement. Les signes qui avaient annoncé et accompagné les pertes dont chaque accouchement a été précédé, se sont dissipés assez promptement. Il est bien resté à la malade un extrême faiblesse, mais les soins qu'exige une femme en pareille position et un régime substantiel, ont réparé très vite les ravages occasionnés par ces deux accouchements compliqués, et ont procuré assez de force pour l'allaitement des enfants. Ils vivent, et leur santé est florissante, en dépit du préjugé populaire et erroné qui frappe de mort tout enfant né à huit mois.

Réflexions. — Il ressort de cette observation un fait bien important pour les praticiens qui admettent l'efficacité du seigle ergoté dans le travail de l'enfantement, et pour ceux qui en doutent encore : les premiers y trouveront un encouragement pour recourir à son emploi et un exemple de plus pour fortifier leur opinion; les seconds ne pourront s'empêcher de céder à la puissance des faits et seront conduits à ne pas se priver, dans des circonstances graves, de ce remède héroïque, dont il a été facile, dans ce cas-ci, de suivre et de constater les effets. Et d'abord, ne voit-on pas, sous son influence, les contractions utérines se ranimer presque subitement, précipiter la tête dans l'excavation, puis faire cesser par là l'hémorragie, lorsque l'application du forceps n'était pas encore possible, enfin terminer cette scène affligeante par la naissance de deux garçons, et par la conservation des jours de la mère ?

Les cas où le seigle ergoté peut être employé sont

nombreux , et les effets de cette précieuse substance sont variés ; par exemple : dans les cas ordinaires de parturition , nous avons remarqué que son action ne se bornait pas à exciter les contractions de l'utérus , mais qu'elle contribuait encore , après l'expulsion de l'enfant , en produisant la retraction de cet organe , à prévenir ces pertes imprévues et soudaines qui arrivent quelquefois à la suite de l'accouchement, même le plus naturel. On ne saurait trop y avoir recours toutes les fois qu'il n'y a pas contre-indication.

DESCRIPTION

D'UN NOUVEL INSTRUMENT, DESTINÉ A L'INCISION
DES GENCIVES CHEZ LES ENFANTS.

Le travail de la dentition détermine des maladies soit
locales, soit sympathiques, qui, dans certaines circonstances, prennent un caractère fort dangereux. Ainsi, outre
les douleurs plus ou moins vives que ressentent les enfants,
il se déclare assez souvent des convulsions ou d'autres
accidents cérébraux, dont la mort est quelquefois la
conséquence. Pour y remédier, les moyens ne manquent
pas; mais de tous, le plus sûr, le plus efficace, dans les
cas extrêmes, est, à mon avis, l'incision des gencives.
L'efficacité de ce moyen, contestée par quelques méde-

cins, a certainement l'assentiment du plus grand nombre. D'ailleurs, l'on sait que fréquemment des symptômes graves disparaissent, dès que, par les efforts de la nature, le sommet des dents vient à percer les gencives. Dans ce cas-ci, l'utilité de l'incision ne peut donc être révoquée en doute, puisqu'elle ne fait que suppléer la nature, lorsqu'elle est impuissante.

Le choix des instruments pour la pratiquer n'est pas sans importance, car des blessures peuvent résulter de l'emploi d'un instrument qui ne réunirait pas les conditions nécessaires. Parmi ceux que je connais, aucun ne me semble plus convenable que celui que j'ai fait confectionner, et que j'appellerai *sécateur des gencives*. Il remplit la principale indication qui consiste à faire nettement et franchement, soit une incision simple, soit une incision cruciale, sans que l'on puisse craindre de blesser le bord ou la commissure des lèvres, le dedans des joues, la langue ou tout autre partie. Il se compose de deux lames de 31 centimètres de longueur et d'un manche à deux bouts de 8 l centimètres. Des deux lames placées à chaque bout du manche, l'une a la forme d'un tranchet de cordonnier. Elle n'est coupante qu'à son extrémité, qui est anguleuse et pointue; ses bords ne sont pas tranchants. Cette lame sert à faire l'incision longitudinale sur les gencives des dents incisives et des dents molaires. L'autre est arrondie à son extrémité; de ses deux bords l'un est mousse dans toute son étendue, l'autre n'est coupant que dans sa partie convexe.

Les lames doivent être épaisses et fortes, afin de résister lorsqu'elles pressent sur l'émail des dents. Il résulte de leur disposition que, dans l'incision longitudinale faite sur une molaire, par exemple, le tranchant porte en entier sur la gencive. On peut, alors, inciser sans crainte, attendu que les bords des lames du sécateur n'exposent à aucun danger. L'incision transversale ou de dehors en dedans, se fait facilement au moyen de la partie convexe et tranchante de la deuxième lame, dont l'extrémité arrondie peut toucher la langue sans la piquer. Ainsi, dans la manœuvre de cet instrument, l'on doit avoir d'autant plus de hardiesse, que l'on ne peut léser aucune partie de la bouche; on doit donc agir en toute sécurité. Cette sécurité ne devrait pas exister avec un instrument à bords tranchants et à pointe aigue, car si l'enfant venait à remuer, l'on serait obligé de suspendre l'opération. De là, plus de lenteur dans l'exécution, plus de souffrance pour l'enfant. Enfin, si par une cause quelconque, la nourrice détournait la tête, ou bien si elle tenait mal l'enfant, ce dernier pourrait être facilement blessé d'une manière plus ou moins fâcheuse. Il n'en faudrait pas d'avantage pour exciter la douleur, l'indignation des parents, et pour causer des désagréments au médecin qui se serait rendu involontairement l'auteur des blessures. Le sécateur des gencives obvie à tous ces inconvénients; par ce motif, il me paraît mériter la préférence sur le bistouri, la lancette, etc.

NOTE

SUR UN NOUVEAU TRAITEMENT CONTRE L'INCONTINENCE
D'URINE NOCTURNE CHEZ LES ENFANTS (1).

L'incontinence d'urine nocturne, chez les enfants, qui paraît être due particulièrement à l'atonie du col de la vessie, est une incommodité des plus désagréables, contre laquelle je propose un nouveau remède. Quoique plusieurs aient été préconisés, on a souvent encore à déplorer sa persistance. Je suis loin d'annoncer comme infaillible, celui que j'ai expérimenté. Eh, qu'y a-t-il d'infaillible en méde-

(1) Voyez de l'Incontinence d'urine et de son traitement, par Devergie aîné.

cine ! Le quinquina, le plus précieux, le plus sûr, peut-être, de nos spécifiques? n'a-t-il pas ses revers ! C'est bien le cas d'admettre des exceptions à la règle. Aussi, n'ai-je pas la prétention de dire que mon remède réussira constamment : mais je puis affirmer que bien des fois il fera cesser pour un temps ou pour toujours l'incontinence d'urine dans le cas précité. Ce remède est la belladone, déjà vantée dans des affections diverses, et dont j'ai signalé moi-même les bons effets pour la réduction des étranglements herniaires (XIe proposition de ma thèse inaugurale). C'est encore chez les jeunes colons de Mettray que j'irai chercher la preuve de son efficacité.

Comment agit la belladone dans cette circonstance? c'est ce que j'ignore, car, chaque fois que je veux expliquer son action, mon embarras et mon étonnement s'accroissent. Généralement les auteurs lui accordent des propriétés hyposthéniques, et ici, au contraire, elle semble en avoir de sthéniques sur le col débilité de la vessie et sur l'origine de son conduit excréteur. L'attention des praticiens n'a sans doute pas été assez attirée sur ces propriétés ; cependant on serait peut-être moins éloigné de les admettre, si l'on voulait réfléchir à certains effets de cette plante ; ainsi administrée à une dose un peu forte, elle produit le délire, donne de l'exaltation, des mouvements brusques et jette dans une espèce d'érethisme ; elle agrandit la pupille. Cet agrandissement vient-il d'un relâchement ou d'une contraction de l'iris ? Bichat dit que, quand la pupille se dilate, l'iris se contracte (anatomie descriptive, page 445, tome 2). On pourrait ajouter aussi qu'elle a deux points de contraction opposés : l'un plus faible au cercle pupillaire, qui est mis en action par la lumière ; l'autre plus fort, dont le point fixe est à la circonférence de la sclérotique. Eh bien, toutes les fois que la lumière excite peu ou point la retine, la force contractile du cercle pupillaire cède à la contraction plus puissante du cercle sclérotical, et la dilatation de la pupille s'en suit.

N'est-ce pas encore par des effets sténiques qu'elle calme certains tremblements que l'on observe chez les ivrognes épuisés par les spiritueux.

Quoi qu'il en soit de ces hypothèses, le fait que je signale existe, la belladone arrête chez les enfants l'incontinence d'urine par cause de faiblesse. Donnée à des doses variées, suivant les âges et la constitution, elle amène graduellement la diminution, puis la cessation de l'écoulement involontaire de l'urine. Je l'ai employée un assez grand nombre de fois pour attester son efficacité, lorsqu'elle est prise à dose convenable et continuée assez longtemps ; dans tous les cas, il est utile de joindre à cette médication un régime animalisé et tonique.

Habituellement, je fais confectionner des pilules d'un centigramme (1). J'en administre d'abord une le matin et une le soir aux enfants de quatre à six ans. Si au bout de huit

____

(1) Extrait de belladone.

jours, il n'y a aucun effet de produit, j'en donne une troisième à midi. Si après quinze jours, il ne paraît encore aucun résultat, j'en ajoute une quatrième le soir ; mais je surveille alors les effets toxiques qui pourraient survenir ; car il est souvent difficile, attendu les idiosyncrasies, d'atteindre les véritables doses des médicaments, et faute de les connaître, quelquefois ils n'agissent pas, ou bien ils font du mal.

Pour les enfants de huit, de douze à quinze ans, on peut commencer par trois pilules par jour, et dans l'espace de huit jours en porter graduellement le nombre jusqu'à six ; souvent on est obligé de le dépasser, par exemple, chez l'adulte, il peut être augmenté encore et élevé jusqu'à huit, dix, douze et quinze par jour ; enfin, on ne devra pas se conduire timidement, mais avec prudence, et ne s'arrêter que si la vue vient à s'embrouiller ou que si quelques autres phénomènes toxiques se manifestent. On ne pourra même reprendre le traitement que lorsqu'ils seront entièrement dissipés.

Deux, trois ou quatre mois de l'usage du remède suffisent ordinairement pour produire une cure radicale. S'il survient des récidives, des nouvelles doses en feront justice.

Quelle que soit l'efficacité de la belladone, on ne peut se dissimuler qu'il y a des cas où elle échouera ; aussi, il faut d'abord bien apprécier les raisons qui déterminent à l'employer ; car si son administration a lieu chez les individus atteints de quelques lésions des organes urinaires, il sera facile de se rendre compte des insuccès. — J'y ai eu recours sans aucune espèce de résultat chez une jeune fille de vingt-deux ans, d'une forte complexion, affecté d'incontinence d'urine depuis longues années, et dont le méat urinaire était tellement grand, qu'on aurait pu penser qu'il avait été dilaté. J'en ai aussi fait usage chez une dame âgée de soixante-dix ans, également victime de cette incommodité, chez laquelle un pessaire, placé depuis huit ans, sans jamais avoir été retiré, avait fini par percer la cloison récto-vaginale. La présence de ce pessaire dans le vagin, n'a été connue qu'un mois avant la mort. Jusque là, la malade n'avait voulu se soumettre à aucun examen. Si je ne puis ici signaler qu'un insuccès, je dois néanmoins déclarer que pendant l'usage du remède, il y a eu des moments de mieux, que l'on ne peut réellement attribuer qu'à son action.

Parlerais-je des personnes qui, croyant qu'un médicament doit agir aussitôt qu'il est pris, n'ont pas eu la patience de le continuer assez de temps pour en éprouver les effets ; de celles encore qui n'en ont fait usage que fort irrégulièrement ; enfin de quelques unes dont la constitution n'est pas susceptible d'être impressionnée par certains agens thérapeutiques ? Ainsi, il y a à la colonie de Mettray, un sujet, du reste bien constitué, âgé de dix-huit ans, chez lequel la belladone n'a fait cesser l'écoulement nocturne de l'urine que durant sept jours. Passé ce temps, quelles

que soient les doses et le mode de son administration, il
n'en est résulté aucun bien. Chez les jeunes colons, dont
les noms suivent, l'effet au contraire a été décisif. L'âge
de ces colons, dont la constitution était généralement faible,
varie depuis six jusqu'à seize ans. Ce sont :

Jarry (Jules), Fleurant, Sergent, Doisle, Minot, Char-
train, Sanlaville, Retourné, Vaujeois, Soreau, Charles-
Auguste, Cantel, Canivet, Saffray, Poirier, Despages,
Laurent-Duplan, Partout, Bouclos-Jules, Michel-Edouard,
Mages, etc.

Je pourrais citer encore plusieurs enfants de Tours et
des environs, chez qui la belladone a agi efficacement; mais
pour éviter des répétitions superflues, je me contenterai de
donner l'observation suivante : Le jeune V.... est âgé de
9 ans. Depuis sa plus tendre enfance, il laisse chaque nuit
couler l'urine en abondance dans son lit et quels que soient
les moyens auxquels les parents ont recours pour éviter
cet inconvénient, il n'en persiste pas moins.

Mme V.... apprenant les guérisons que j'avais obtenues
en pareil cas, vient me prier de voir son enfant (25 juin
1844).

L'extrait de belladone, donné d'abord à la dose d'un centigramme, trois fois par jour, rend les besoins d'uriner
moins fréquents; puis porté à 4 centigrammes, il s'écoule
deux à trois jours sans que les draps soient mouillés d'u-
rine; enfin, vingt jours après le commencement du traitement, cette incommodité paraît cesser. L'enfant se sent

éveillé par le besoin d'uriner, et il a le temps de prendre un vase pour le satisfaire. Le 31ᵉ, le 32ᵉ, le 33ᵉ jours du traitement, l'enfant ayant discontinué l'usage des pilules, laisse échapper son urine dans les draps ; elles sont reprises aussitôt ; dès lors cessation de l'incontinence. Leur nombre n'en est pas moins augmenté et porté à 6 par jour. Pendant un certain laps de temps, tous les huit à dix jours seulement, le jeune V..... urine une fois au lit ; mais à présent, quoique le traitement n'ait plus lieu, cette fâcheuse infirmité a disparu.

La belladone ne borne pas ses effets aux enfants, elle agit aussi sur les vieillards, mais dans les cas d'incontinence d'urine, désignée sous le nom d'*essentielle* ; par exemple, lorsqu'il y a irritabilité des parois de la vessie et faiblesse de son col. Si son action, ici, n'est le plus souvent que temporaire, le soulagement qu'elle procure n'en est pas moins un bienfait qu'il ne faut point dédaigner, quoiqu'on soit obligé de continuer le traitement sans interruption ou de le recommencer au bout d'un mois, deux mois, trois mois ou plus. Comme chez l'adulte, la dose du médicament peut être portée à 9, 12, 15 centigrammes par jour, et plus encore.

Voici deux exemples à l'appui de ce que je viens d'avancer :

1ᵉʳ exemple : Il y a quelques années, M. D.... âgé de 66 ans, est atteint d'un commencement d'incontinence d'urine. Le besoin d'uriner est si fréquent, qu'il ne peut rester dans un salon une à deux heures sans le ressentir, et parfois il est si impérieux que lorsqu'il n'est pas satisfait tout de suite, l'urine coule dans son pantalon, malgré ses efforts pour la retenir. La belladone administrée pendant un mois, d'après les règles indiquées ci-dessus, fait cesser cette incommodité. Depuis, quatre récidives ont eu lieu, et à chacune d'elles l'usage de cette plante a suffi pour y mettre fin.

2e exemple : M. de P...., vieillard presque octogénaire, et un peu paraplégique, laisse couler involontairement ses urines dans son lit, depuis le mois de mars dernier ; et malgré toutes les précautions prises pour lui faire éviter cet inconvénient, il ne peut les retenir. Cette incontinence d'urine devient même de plus en plus prononcée et oblige à recourir à l'extrait de belladone ; 4 pilules sont d'abord administrées par jour, aucun résultat ; 6 encore, aucun résultat ; 9 alors, M. de P.... ressent les effets du remède et cesse d'uriner involontairement. Mais il faut ajouter qu'aussitôt qu'on suspend leur emploi, l'incontinence reparaît. Chez ce vieillard, la belladone à cette dernière dose a produit de l'éréthisme, de l'exaltation.

Il s'est présenté dans le cours du traitement, un phénomène qui mérite d'être mentionné. C'est la suspension pendant l'usage de la belladone, d'un écoulement involontaire de salive qu'avait habituellement M. de P.... Cette plante aurait donc une action resserrante, spéciale, sur certains conduits excréteurs.

Je me rappelle l'avoir vu occasionner ces mêmes effets,

dans quelques catarrhes bronchiques. La suppression de l'expectoration me parut évidemment due à son action; mais elle n'eut pas lieu sans amener une suffocation inquiétante. Aussi, est-il généralement reconnu que si la belladone convient dans la toux dite nerveuse, elle est nuisible dans le catarrhe humide.

Dirai-je, enfin, que je viens de l'employer dans un cas de diabéte, dans un seul il est vrai; mais le résultat permet bien qu'on en tienne compte. Cette affection avait été constatée et soignée par plusieurs médecins. Le malade (M. Martin, aubergiste à Tours), voyant l'inutilité des médications mises en usage, me consulta. Je lui fis prendre des pilules d'extrait de belladone, d'abord 6 par jour, ce nombre fut successivement porté jusqu'à 9 et 12. Les huit premiers jours, le malade n'en éprouva aucun bien; mais, passé ce temps, il s'est manifesté un mieux qui a toujours été croissant. A présent les besoins d'uriner ne sont pas plus fréquents, l'urine n'est pas plus abondante que dans l'état normal, et l'extrême maigreur du malade diminue beaucoup. Enfin, ce dernier est si bien qu'on peut le regarder comme guéri. Il n'a cessé, du reste, d'être soumis à un régime animalisé.

Quoique ce soit le seul cas de diabète que j'aie eu à traiter par la belladone, j'ai cru cependant utile de le faire connaître, afin d'engager les praticiens à expérimenter de nouveau cette plante; mais je répéterai qu'on ne saurait trop surveiller son administration, et exiger que les doses soient données avec ponctualité, puisque c'est par l'exactitude à remplir les indications que l'on augmente les chances de succès. Malheureusement, les malades ont une grande tendance à se soustraire à cette ponctualité, surtout quand le traitement dure longtemps.

Les doses de ce médicament peuvent quelquefois être très élevées. Ainsi, dernièrement, un de nos confrères nous citait que, dans trois cas de tic douloureux de la face, il l'avait employé à si haute dose, (20 centigrammes matin et soir) que les malades avaient été pris d'un délire qui avait duré plusieurs jours. Ce dernier accident n'avait eu aucune suite facheuse; car, au contraire, une guérison complète avait été obtenue à l'aide de ce moyen.

RAPPORT

FAIT A L'ACADÉMIE ROYALE DE MÉDECINE DE PARIS, PAR M. LE PROFESSEUR VELPEAU, SUR UN MÉMOIRE DU DOCTEUR MORAND, AYANT POUR TITRE :

COINCIDENCE *de l'inflammation de la Pituitaire et de l'inflammation de la Conjonctive dans l'Ophthalmie scrofuleuse ou lymphatique.*

NÉCESSITÉ *du traitement de la première de ces inflammations pour arriver à la guérison de la seconde.*

Le mémoire de M. Morand contient la relation d'une sorte d'épidémie (1) d'inflammation des yeux qui a sévi sur les jeunes détenus de la Colonie agricole de Mettray en 1841.

L'ophthalmie que M. Morand appelle scrofuleuse ou lymphatique, et dont les jeunes gens de Mettray furent affectés en grand nombre à l'époque indiquée, offrit ceci de parti-

(1) C'est méthaphoriquement que le professeur Velpeau s'est servi du mot *épidémie*; car personne n'ignore que l'ophthalmie scrofuleuse ne peut jamais avoir ce caractère.

culier, à savoir, qu'elle était compliquée d'un état conges-
tionnel ou même inflammatoire des cavités nasales. L'observation de ce fait conduisit l'auteur du mémoire à penser que l'état des narines pouvait bien avoir précédé
l'ophthalmie, en être le point de départ, et, surtout, être
cause, par sa persistance, des récidives nombreuses de la
maladie oculaire des enfants de la colonie. Prenant les
choses à ce point de vue, M. Morand a mis un soin tout particulier à examiner l'intérieur du nez de ses jeunes malades.
Il dit avoir trouvé chez la plupart d'entre eux la membrane
de Schnéider rouge, plus ou moins boursoufflée, évidemment malade. Avant l'apparition de l'ophthalmie, beaucoup
d'enfants étaient pris de coryza, de chaleur à la tête, et de
tous les signes d'une congestion nasale. Ces symptômes
devenaient ainsi, pour M. Morand, le prélude, l'annonce
d'une inflammation première ou d'une récidive d'inflammation antérieure des yeux : aussi, n'hésite-t-il point à conclure que l'ophthalmie *scrofuleuse* reconnaît souvent pour
cause une phelgmasie de la membrane pituitaire des fosses
nasales en général, du méat inférieur en particulier.

Une fois posé, ce diagnostic conduisait naturellement M.
Morand à une conséquence thérapeutique toute nouvelle.
En effet, ce n'est plus sur l'œil ou entre les paupières que
le médecin de Mettray porte les médicaments, les topiques
dont il veut se servir, mais à l'intérieur même du nez.
Avant sa découverte, M. Morand avait essayé une foule de
médications, soit générales, soit locales, des pommades et

des collyres sans nombre. Des médecins d'un certain re-
nom, très versés dans le traitement des maladies des yeux,
visitant la colonie, avaient aussi conseillé diverses ressources qui furent employées : mais l'ophthalmie résistait
à tout, ou reparaissait avec une opiniâtreté dont M. Morand et les administrateurs de Mettray commençaient à
s'inquiéter. Du moment, au contraire, qu'il eut pris le
parti d'attaquer directement le mal dans les narines,
l'inflammation des yeux s'éteignit rapidement, et cessa
de se reproduire comme elle le faisait auparavant.

Confiant dans les préparations du nitrate d'argent, qu'il
savait être depuis longtemps et fréquemment employées
par nous, M. Morand a pensé qu'il devait leur accorder
la préférence ; il s'en est servi de trois façons : 1° Un
crayon de nitrate d'argent, fixé au bout d'un tuyau de
plume ou dans le porte-crayon ordinaire, est introduit
jusque sous le cornet inférieur, et sert à cautériser, sans
trop de ménagements, tout l'intérieur du méat correspon-
dant ; 2° si l'ouverture du nez se prête mal à l'introduction du crayon, ou si l'on craint que l'azotate d'argent
n'agisse trop en qualité de caustique, on se sert du
même corps en solution au quart dans de l'eau distillée.
Un pinceau ou une petite éponge, fixée à l'extrémité d'une
baguette quelconque, sert à conduire ce liquide dans le
méat inférieur, et à en imbiber ou à en *badigeonner* la
membrane muqueuse ; 3° M. Morand s'est bien trouvé
aussi d'une pommade contenant de 5 centigrammes à 1 dé-

cigramme ou 2 d'azotate d'argent par 2 grammes d'huile d'amandes douces ou d'axonge. Déposée dans un tuyau de plume ouvert aux deux bouts, et que l'on pousse près de l'ouverture inférieure du canal nasal, cette pommade est ensuite mise en contact avec les tissus malades au moyen d'une espèce de mandrin ou de tige que l'on fait glisser d'avant en arrière dans le tuyau de plume.

Quel que soit le procédé qu'on adopte, il faut toujours que l'opération soit pratiquée matin et soir pendant la première semaine, puis une fois par jour, ou tous les deux ou trois jours seulement lorsque l'ophthalmie commence à s'éteindre. Il importe, au surplus, que l'ouverture des narines ne soit pas touchée, qu'elle soit ménagée par le topique, et que le malade se livre à quelques mouvements rapides d'inspiration et d'expiration, la bouche étant fermée, dans le but de l'étaler sur une plus large surface de la membrane pituitaire.

Remarques. — Le travail de M. Morand décèle un observateur exercé et un praticien habile. Il y a déjà longtemps, près de quinze ans, que votre rapporteur a eu l'occasion de signaler la coïncidence d'une affection eczémateuse de la lèvre supérieure et des ouvertures du nez avec certaines formes d'ophthalmie. Chez les enfants et les jeunes femmes surtout, j'avais été frappé en même temps du caractère rebelle, de la ténacité de cette variété d'inflammation des yeux ; mais je m'en étais tenu à ces simples remarques, et je n'avais point agité la question de savoir si l'eczéma du nez ou de la lèvre était cause., effet ou simple coïncidence de l'ophthalmie. L'idée ne m'était point venue, non plus, d'examiner l'intérieur des fosses nasales. Depuis la lecture du mémoire de M. Morand, j'ai dû examiner, questionner les nombreux malades affectés d'ophthalmie que j'ai pu voir. Je suis forcé d'avouer que l'état de la membrane pituitaire, indiquée par M. Morand, ne m'a paru exister que rarement (1). J'ajouterai que la disposition eczémateuse dont je parlais tout à l'heure reste encore pour moi un fait exceptionnel, une simple complication, au lieu de constituer la règle et d'être le point de départ de l'ophthalmie. Cette différence dans les résultats de l'observation s'explique, sans doute, par les conditions particulières au milieu desquelles M. Morand s'est trouvé, en admettant surtout que ce praticien a été témoin d'une *sorte d'épidémie* chez de jeunes sujets presque tous lymphatiques, dont la constitution était plus ou moins altérée par toutes sortes de privations ou de défaut de soins antérieurs. Il est à regretter, en outre, que, au lieu de l'expression vague d'*ophthalmie scrofuleuse*, qui maintenant ne signifie plus rien en oculistique, l'auteur ne se soit pas servi des noms purement anatomiques qui caractérisent

---

(1) Cela devait être, le rapporteur n'admettant pas d'ophthalmie *scrofuleuse*, a dû examiner indistinctement toutes les ophthalmies qui se sont présentées à son observation, et non l'ophthalmie scrofuleuse en particulier.

chaque genre d'inflammation de l'œil. Avec les désignations qu'il a employées, on ne peut point savoir, en effet, s'il s'agissait chez ses malades de blépharite, de kératite ou de rétinite plutôt que d'iritis, etc.

Quant à porter les topiques par les narines plutôt que sur l'œil même, nous pensons, sans le donner comme préférable dans tous les cas, que c'est un procédé à conserver, à ne point dédaigner, et qui peut être fort utile, lorsque le mal a effectivement débuté par le nez, ou lorsqu'il est très-difficile d'écarter les paupières pour mettre les collyres ou les pommades en contact avec l'œil.

M. Morand est du reste un médecin très distingué, très répandu dans la ville de Tours. On a de lui déjà quelques travaux intéressants sur le traitement du phlegmon diffus, de la hernie étranglée, etc. Il jouit à juste titre d'une grande considération dans le pays qu'il habite, et peut être donné comme un modèle de conscience et de probité scientifiques.

Nos conclusions sont en conséquence :

1° Que son mémoire soit renvoyé au Comité de publication ;

2° Que son nom soit inscrit sur la liste des candidats aux places de correspondants de l'Académie.

Adopté.

RÉFLEXIONS

A l'occasion du rapport qui précède.

Le rapport qui précède a donné lieu, dans le sein de l'Académie royale de médecine, à une discussion scientifique qui a occupé plusieurs séances et qui a paru consacrer la spécificité de certaines ophthalmies et l'utilité de les localiser d'après les tissus qu'elles affectent plus particulièrement. Désormais il y aura moins de vague dans leur qualification. C'est un progrès dont la science est redevable aux oculistes modernes. L'ordre que j'ai suivi dans mon mémoire prouvera que j'ai compris que dans l'état actuel, c'était là la meilleure méthode ; c'est celle que M. A. Bérard a développée dans un lumineux discours. Ce savant académicien, loin de nier la spécificité des ophthalmies, a su y rattacher le point le plus important de la nouvelle doctrine, leur localisation d'après les tissus affectés. Pour moi, si, d'abord, je suis entré dans des considérations sur l'ophthalmie scrofuleuse, j'ai eu soin, à son instar, dans les observations que j'ai décrites, de la désigner d'après les tissus qui en sont le siége. Cette qualification, par ordre et par espèce, a réuni la pluralité des suffrages à l'Académie. Cette célèbre compagnie a conservé l'ophthalmie scrofuleuse, en faveur de laquelle ont parlé MM. les professeurs Roux et

Gerdy, Martin-Solon, Castel, Rouchoux, etc. ; elle ne l'a point rayée du cadre nosologique. Quant à l'illustre rapporteur de mon mémoire, il a déclaré qu'il ne l'admettait pas ; dès lors se trouvent expliquées, par cet aveu, les réflexions critiques dont elle a été l'objet de sa part. Au reste, quelle que soit la dénomination qu'on lui donne, l'on ne pourra s'empêcher de reconnaître que la résistance qu'elle oppose à l'action curative des remèdes a quelque chose de spécial, et qu'il faut en chercher la cause ailleurs que dans son siége et dans ses symptômes. Aussi M. Velpeau a-t-il senti la nécessité de dire, dans sa nouvelle doctrine, que chez les sujets d'un tempérament lymphatique, où les ophthalmies ont une durée plus longue, une marche plus lente, des récidives beaucoup plus fréquentes, on ne peut trouver la cause de cet état insolite que dans la constitution même des individus. Je suis loin de vouloir refuter cette doctrine : elle repose, d'ailleurs, sur des raisonnements trop profonds et trop judicieux pour que je ne partage pas, sur beaucoup de points, les opinions de l'auteur ; Mais il m'importe d'expliquer pourquoi nous différons en ce qui concerne l'engorgement catarrhal de la pituitaire. M. Velpeau ne reconnaît pas d'ophthalmie scrofuleuse ; conséquent avec ses principes, il n'a donc pu restreindre ses recherches à celle-ci ; il a dû les étendre à toutes les ophthalmies sans distinction, et, par cela même, il n'a pu trouver l'engorgement en question que rarement ; tandis que si, comme moi, il n'eût porté son examen que sur l'ophthalmie qu'on est convenu d'appeler scrofuleuse, sans aucun doute, il l'eût rencontré dans le plus grand nombre des cas. D'après ces explications, il est facile de trouver la cause de la différence du résultat de nos investigations.

Depuis que la plupart des journaux ont rendu compte de mon travail, vingt et un sujets atteints d'ophthalmie scrofuleuse se sont présentés à mon observation.

A l'exception de deux, où la phlegmasie nasale était peu appréciable, tous les autres la présentaient d'une manière plus ou moins apparente. Un fait remarquable, et qui mérite d'être noté, c'est que chez quelques-uns, lorsqu'il y avait recrudescence d'irritation aux fosses nasales, cette recrudescence se manifestait simultanément aux yeux et à la lèvre supérieure qui se tuméfiait alors visiblement. Ce fait est d'autant plus important qu'il vient appuyer ce que j'ai avancé (page 16 de cet ouvrage), sur l'irritation de la pituitaire, comme cause de la phlegmasie oculaire et du gonflement de la lèvre supérieure.

Il est difficile de ne pas admettre que ce soit dans les cavités nasales que réside le foyer de propagation du mal à ces deux parties. M. le professeur Velpeau semble lui-même en donner la preuve, lorsqu'il dit (1) que ce gonflement vient de l'irritation de la muqueuse de ces cavités. Au reste, la durée, la persistance de cette irritation, qui est

______

(1) Voyez Janselme.—Manuel des maladies des yeux, page 595.

en quelque sorte permanente chez la plupart des sujets
scrofuleux, n'expliquent-elles pas assez la facilité qu'elle
a de se propager aux yeux et à la lèvre supérieure. Le
gonflement de cette dernière, qui s'annonce parfois sous
forme eczémateuse, subit pourtant aussi l'influence de la
cautérisation nasale. Par ce moyen, il diminue ou cesse
parfois entièrement.

Pour constater l'irritation de la pituitaire, il n'est pas
indispensable que la rougeur des narines et le gonflement
de la lèvre existent ; car en l'absence de ces signes, on la
reconnaîtra à l'écoulement presque continuel d'un mucus
clair et visqueux, par la narine correspondante à l'œil
malade, écoulement anormal qui, ici, a la même signification pathologique que le mucus puriforme dans la bron-
chite. On pourra encore s'en assurer par l'usage d'un
speculum nasi, ou en introduisant dans les fosses nasales
un stylet explorateur, au moyen duquel il sera facile de
sentir quelle est la plus étroite et quelle est celle où il y
a de l'engorgement. C'est lorsqu'on en cautérise les parois
avec le crayon de nitrate d'argent qu'il est surtout aisé
d'apprécier cette disposition.

En procédant de la sorte, j'ai constaté dernièrement
l'existence de la phlegmasie de la membrane de Schnéider,
arrivée à un degré plus ou moins prononcé, sur les vingt
et un sujets que je viens d'indiquer et dont les noms suivent, ce sont :

1° A Tours, David, Jean, âgé de 7 ans, rue de la Cuil-
ler, n° 7; Legré, Emile, âgé de 3 ans, rue des Haies, n° 3;

Guillaume, Désirée, âgée de 14 ans, au bout du Faubourg Saint-Symphorien ; Br....., Antonine, âgée de 13 ans, en récidive, pension du Sacré-Cœur ; Gandon, Joséphine, âgée de 10 ans, rue de la Paix, n° 11 ; Pasquier, Alexandre, âgé de 9 ans, rue de la Paix, n° 28 ; Bongard, Laure, âgée de 6 ans, rue Paul-Louis-Courrier, n° 9 ; Moreau, Louis, âgée de 7 ans, rue de la Moquerie, n° 2 ; Richard, Marie, âgée de 3 ans, rue de la Hallebarde, n° 7 ; Rabier, Marie, âgée de 4 ans, rue des Récollets, n° 33 ; Besnard, Clémentine, en récidive, âgée de 4 ans, rue du Faubourg-La Riche, n° 25 ; Rolland, Marie, âgée de 4 ans, rue de la Paix, n° 15 ; Lahulière, âgée de 10 ans, rue du Renard, n° 18 ; Delmas, Jean, âgé de 6 ans, Faubourg Saint-Pierre-des-Corps, n° 82 ; Deshaies, Arsène, âgée de 9 ans, place Saint-Clément, n° 20 ; Vilain, Marie, âgée de 4 ans, rue du Godet, n° 1er ; Poitevin, Simon, âgé de 10 ans, rue du Petit-Faucheux.

2° Au bourg de Saint-Cyr-sur-Loire, près Tours, Deshaies, Ursule, âgée de 9 ans ;

3° Dans les Varennes La Riche, près Tours, Hérault, Silvine, âgée de 10 ans, en récidive ;

4° Au bourg de Joué, près Tours, Gibert, Julie, âgée de 12 ans ;

5° Au bourg de Mettray, près Tours, Pineau, Aurélie, âgée de 9 ans.

Sur ces vingt et un sujets, quatre présentaient des blépharites ulcéreuses ;

Quatre, des conjonctivites et des kératites simples ;

Cinq, des kératites ulcéreuses ;

Huit, des kératites ulcéreuses, compliquées de blépharites avec ulcérations plus ou moins légères.

Parmi ces derniers sujets, Clémentine Besnard, en récidive, n'a subi aucun traitement. L'année précédente, les parents avaient consenti, non sans difficulté, à la laisser cautériser. Une guérison d'environ trois mois s'en était suivie ; mais la rougeole venant à s'emparer de l'enfant, rappela l'ophthalmie. Depuis, malgré mes instances auprès d'eux, le traitement caustique a été refusé. D'autres médications mises en usage n'ont pu détruire l'affection, qui dure encore.

Marie Barbier, après avoir eu un mieux très-prononcé, dû au traitement caustique, a éprouvé plusieurs rechutes. — Un eczéma de l'oreille m'a paru en être la cause. — C'est sur elle et sur Clémentine Besnard que j'ai particulièrement remarqué que, chaque fois que les narines et les yeux s'irritaient, la lèvre supérieure se tuméfiait en même temps. Une quatrième, Marie Vilain, a été obligée de quitter Tours au milieu de mon traitement. Cette circonstance a été d'autant plus fâcheuse, que cette interruption l'a exposée à perdre le bénéfice du mieux qu'elle commençait à ressentir. Enfin, plusieurs des autres sujets précités n'ont pas été soumis au traitement caustique ; je n'en parle que parce qu'ils offraient l'engorgement catarrhal de la pituitaire. Tous ceux qui ont

été cautérisés avec exactitude ont obtenu une amélioration
notable ou la guérison, qui a été lente ou rapide, suivant
les parties malades. En effet, c'est en raison des tissus
affectés que la cautérisation agit plus ou moins promptement. Ainsi, les conjonctivites et les kératites simples
sont celles qui guérissent le plus vite.

Les conjonctivites et les kératites ulcéreuses peuvent encore parfois se cicatriser par la seule cautérisation nasale.
Ce fait a été mis dans toute son évidence sur les yeux
d'Alexandre Pasquier et de Joséphine Gandon. J'ai fait voir
ces enfants à plusieurs de mes confrères, j'ai même présenté Alexandre Pasquier à la Société médicale d'Indre-et-
Loire. Chez ces deux enfants, le traitement caustique a
fait tous les frais de la guérison. Pourtant, je pose en fait,
qu'en y joignant les pommades, les collyres et les remèdes internes usités dans cette ophthalmie, on trouvera
en eux, comme je l'ai dit, pages 16 et 18 de mon mémoire, de puissants auxiliaires pour obtenir une cure
radicale.

Quant à la blépharite ulcéreuse, c'est, de toutes, la plus
tenace. Il est nécessaire de traiter localement les ulcérations.
La cautérisation nasale fait bien passer en partie l'inflammation de la muqueuse voisine des paupières, diminue le
gonflement de celles-ci; mais les ulcérations de leurs bords
résisteraient souvent et pourraient raviver l'inflammation,
si l'on n'avait recours à des topiques et notamment à la
cautérisation des ulcères du bord des paupières, avec le

crayon de nitrate d'argent, suivant la méthode du professeur Velpeau. J'en ai retiré de grands avantages. J'ai même
étendu une solution concentrée de ce sel sur toute la
peau des paupières, et la résolution de l'engorgement de
celles-ci s'est effectuée soit en totalité, soit partiellement.

Un résultat que je ne saurais trop signaler, c'est la
moindre fréquence des récidives, lorsqu'on a eu recours
aux cautérisations nasales; elles ont donc l'avantage,
en guérissant le principal foyer du mal, de rendre la cicatrisation des ulcères de la cornée et du bord des paupières plus facile et plus durable.

En vérité, l'innocuité du nitrate d'argent sur les muqueuses est quelque chose de bien précieux. Le seul reproche qu'on puisse adresser à ce caustique, comme à
tous les autres, du reste, c'est d'occasionner une douleur
et une cuisson, qui seront toujours une difficulté pour son
emploi dans les cas ordinaires, chez les enfants surtout.
Quoique les souffrances qu'il occasionne soient passa-
gères, il arrivera qu'elles éloigneront même de grandes
personnes de se laisser cautériser. Aussi, loin de pré-
tendre donner une grande extension à cette médication,
je crois devoir dire que ce n'est guère que dans l'ophthalmie scrofuleuse et dans quelques ophthalmies rebelles que l'on pourra y avoir recours. Au reste, dans des
cas de ce genre, l'on obtiendra souvent des succès, qui
contribueront à démontrer de plus en plus l'utilité de cette
médication. Par exemple, dans certaine forme d'ophthal-

mie catarrhale, passée à l'état chronique (conjonctivite chronique), le nitrate d'argent porté dans les fosses nasales, en même temps que j'usais de collyres ou de pommades, m'a également réussi; tandis que ces remèdes employés seuls avaient échoué. Ici, sans agir directement sur le mal, comme dans l'engorgement de la pituitaire, il détermine sur le point touché une puissante dérivation, qui se traduit par de nombreux éternuements et une sécrétion abondante de mucosités, d'où résultent l'affaiblissement et le déplacement de la phlegmasie oculaire.

Enfin, le traitement des diverses variétés d'ophthalmies scrofuleuses, dont je viens de parler, m'a mis de nouveau à même d'apprécier la nécessité d'attaquer ces affections par la cautérisation de la pituitaire; car souvent, après avoir résisté pendant longtemps à plusieurs médications, elles cèdent plus ou moins vite, à l'action de la cautérisation nasale, seule, ou combinée avec des topiques oculaires et le traitement interne.

Ce n'est donc pas sans fondement que M. Velpeau a déclaré, dans le rapport qui précède, *que ce genre de cautérisation méritait d'être conservé.*

Mais, pour en faire usage, il faut, je crois, observer certaines règles.

Ainsi, comme pour la cautérisation pharyngienne dans la diphthérite, le nombre, le degré de force des cautérisations doit varier, en raison de la sensibilité des parties, de l'intensité et de la ténacité du mal, etc. Pour moi, je préfère le crayon de nitrate d'argent à sa solution. Je l'introduis, après l'avoir humecté d'eau, aussi avant que possible dans le canal formé par le plancher des fosses nasales et le cornet inférieur. Lorsque je l'ai laissé quelques secondes, je le retire. C'est alors, en effet, que la souffrance arrache des cris aux enfants; mais elle est de peu de durée. Au bout d'un quart d'heure, elle est ordinairement passée. Il peut arriver quelquefois, bien rarement, que l'action du caustique aille jusqu'à produire sur la conjonctive une inflammation nouvelle, d'une autre nature, qui cède, du reste, d'elle-même au bout de quelques jours, si on cesse les cautérisations et si l'on applique sur l'œil des émollients. Elle est sans danger; et, quand elle a disparu, l'ophthalmie en ressent tout le bienfait, c'est-à-dire qu'elle se termine plus promptement.

Enfin, sans vouloir dire que cette affection ne résistera pas quelquefois à la médication que j'ai proposée, je crois devoir répéter que cette médication unie aux autres moyens que l'on emploie en pareille circonstance, en triomphera le plus souvent. Puisse la thérapeutique si difficile et incertaine de cette affection tirer quelque profit de tout ce qui précède !

BIBLIOTHÈQUE ROYALE

TABLE DES MATIÈRES

TABLE DES MATIÈRES.

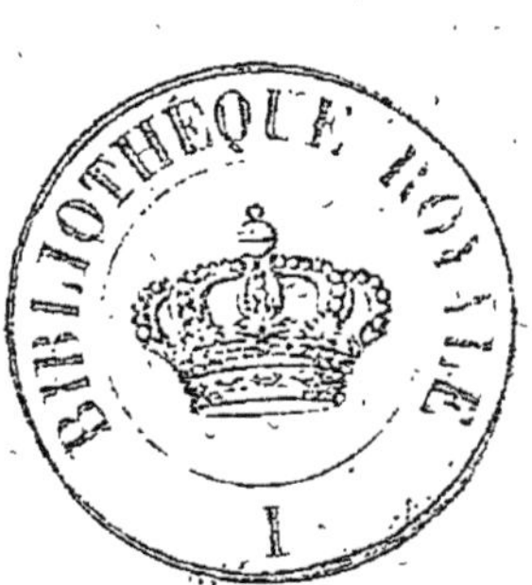

FIN DE LA TABLE.

ERRATA.

Page 67, ligne 4, lisez, *altération*, au lieu d'*ulcération*.

Page 77, ligne 8 de la note, lisez, si ma propre expérience *ne m'avait démontré*, au lieu de *m'avait démontré*.

Page 78, ligne 4 de la note, lisez, 1837 au lieu de 837.

Page 109, ligne 17, virgule, au lieu de point et virgule.

Page 112, ligne 1, lisez *observation*, au lieu d'*opération*.

Page 176, ligne 1, lisez, qu'ils *n'auraient* point, au lieu de qu'il *n'aurait* point.

Page 187, ligne 20, lisez, une *si* grande analogie, au lieu d'une grande.

Page 200, ligne 27, lisez, elles *glisserais*, au lieu de *elles glisseraient*.

Page 212, lisez, ce *nous* semble, au lieu de ce *me* semble.

Page 223, ligne 1.re, lisez, *premier accouchement*, au lieu d'*accouchement double*.

Page 234, ligne 2, un point d'interrogation de trop.

On a oublié de marquer en tête de la planche première, planche n° 1er, et de noter le renvoi à la planche n° 2, des tampons hémostatiques et du sécateur des gencives.

Tours, imprimerie de R. Pornin et C.ie.

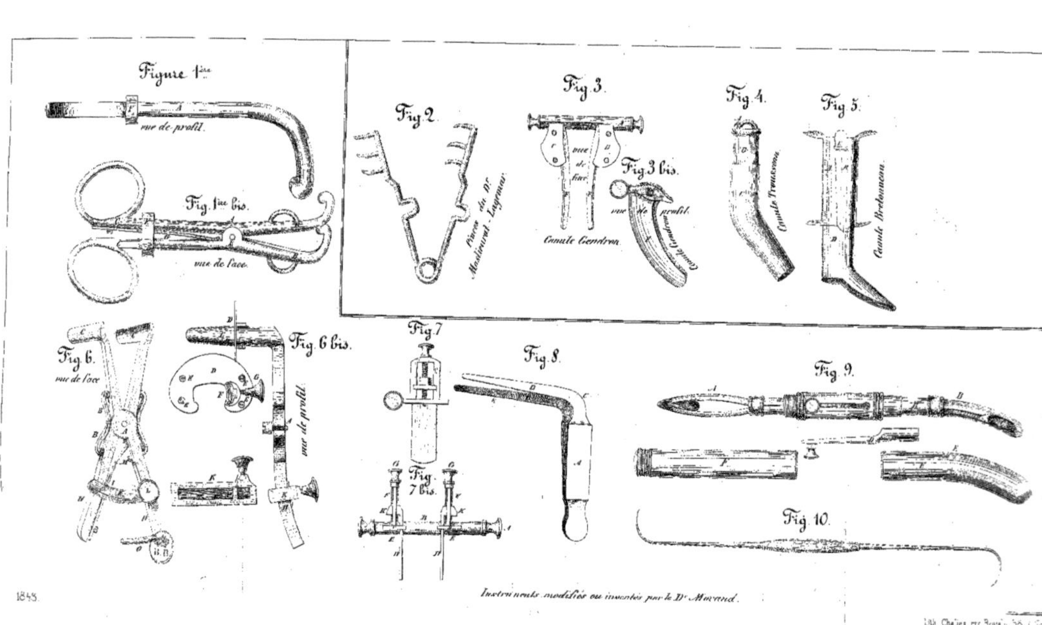

Instruments modifiés ou inventés par le Dr Mouraud.

1848.

Lith. Chalier, rue Royale, 56 à Tours

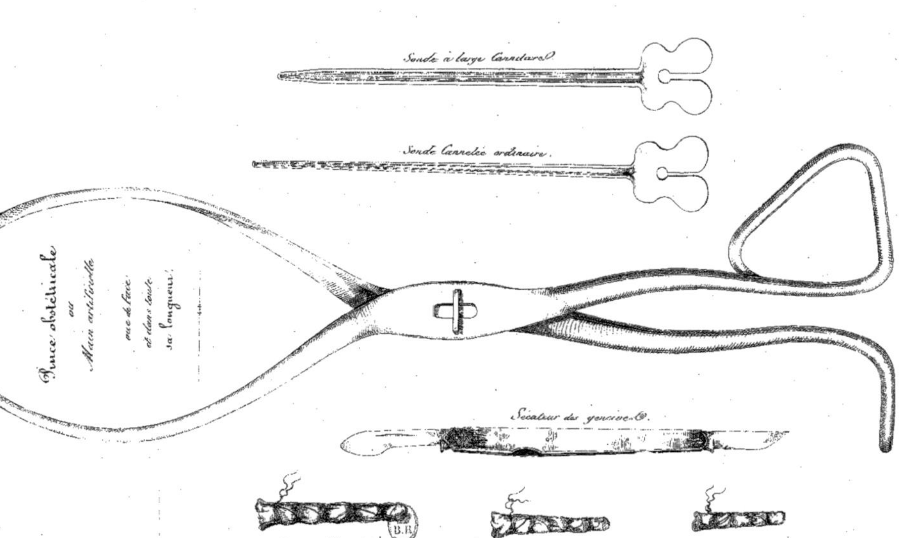

Sonde à large Cannelure
Sonde Cannelée ordinaire.
Pouce obstétrical ou Main artificielle, vue de face et dans toute sa longueur.
Sécateur des gencives.
Tampon hémostatique 1re Dimension.
Tampon hémostatique 2e Dimension.
Tampon hémostatique 3e Dimension.

www.ingramcontent.com/pod-product-compliance
Ingram Content Group UK Ltd.
Pitfield, Milton Keynes, MK11 3LW, UK
UKHW021918070726
13614UKWH00001B/102